PERFECT BODY
TRAINING

Körperdefinition, Muskelaufbau & Fitness
für Frauen und Männer

Autorin

Susann Hempel,

Diplom-Sportwissenschaftlerin mit Weiterbildungen zur Personal Trainerin DSHS, Ernährungsberaterin und „barre concept"-Trainerin.

Sie arbeitet als Personal Trainerin, Fitnesstrainerin und Motivationscoach in Köln.

www.staytuned-coaching.de

Übungsausführung

Rosa Lazi, Beni Kumeth

Realisierung

feinherb medien GmbH & Co. KG, Köln

www.feinherbmedien.de

Fotos

Matthias Hangst, Karlsruhe

PERFECT BODY
TRAINING

Körperdefinition, Muskelaufbau & Fitness
für Frauen und Männer

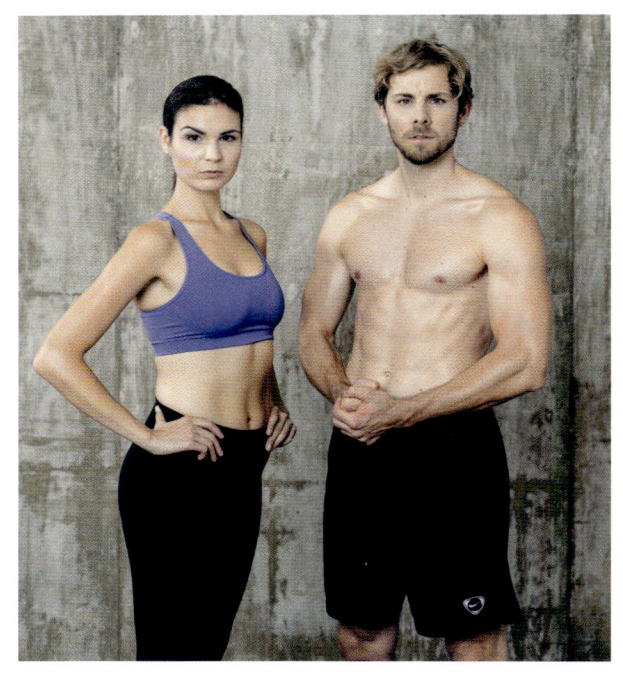

EINFÜHRUNG 8

DIE ÜBUNGEN

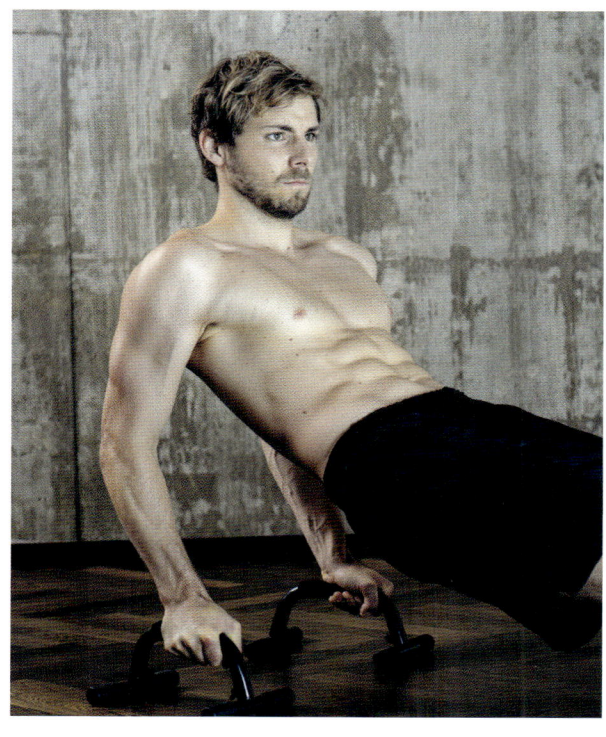

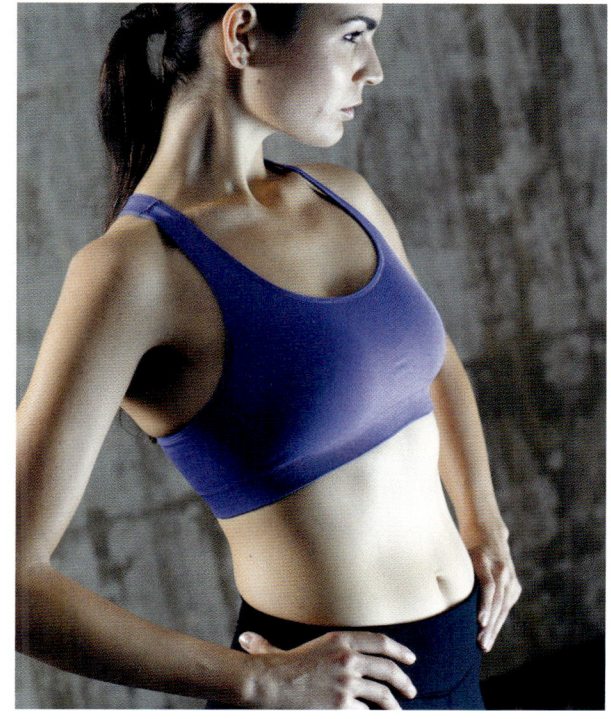

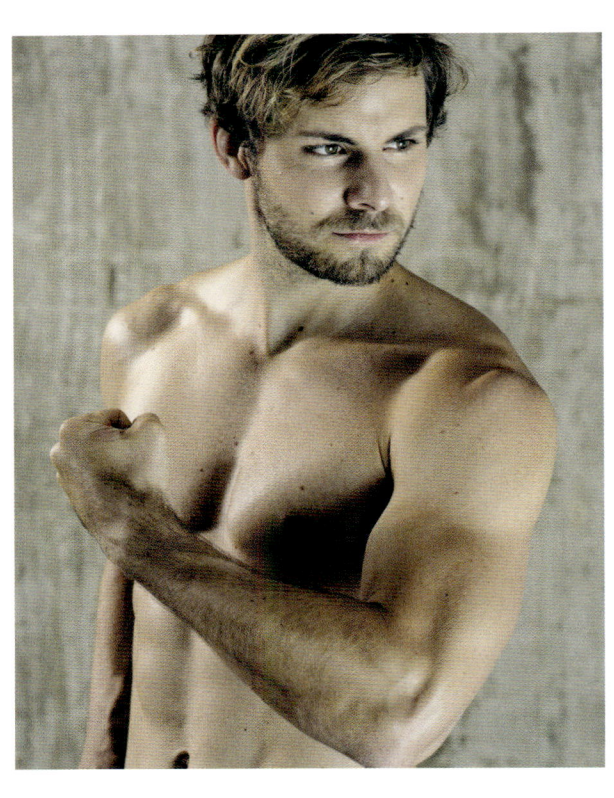

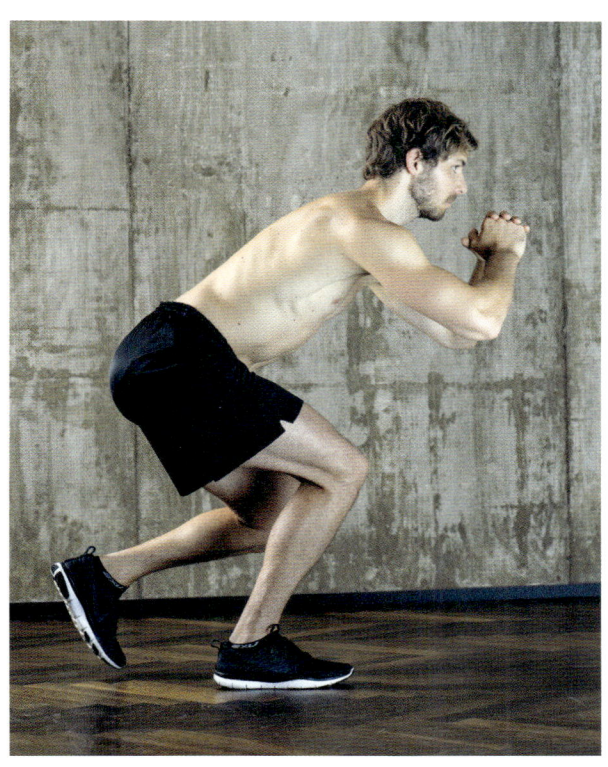

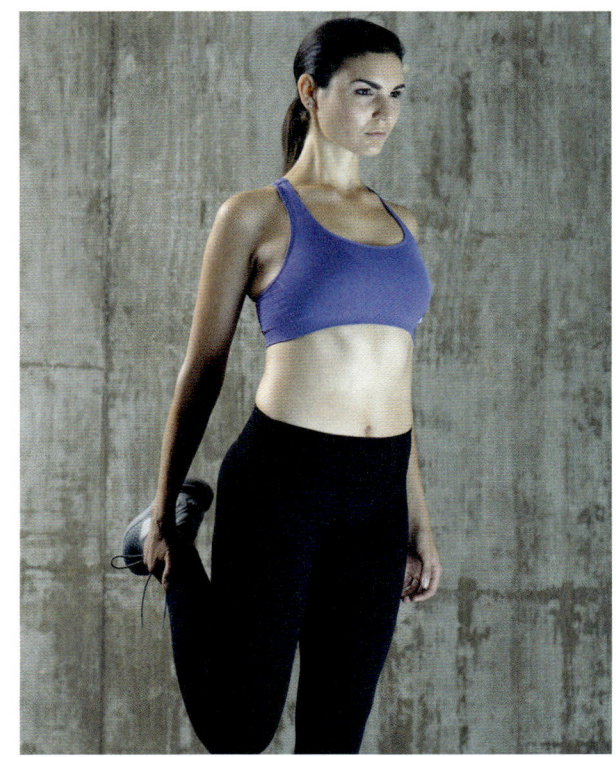

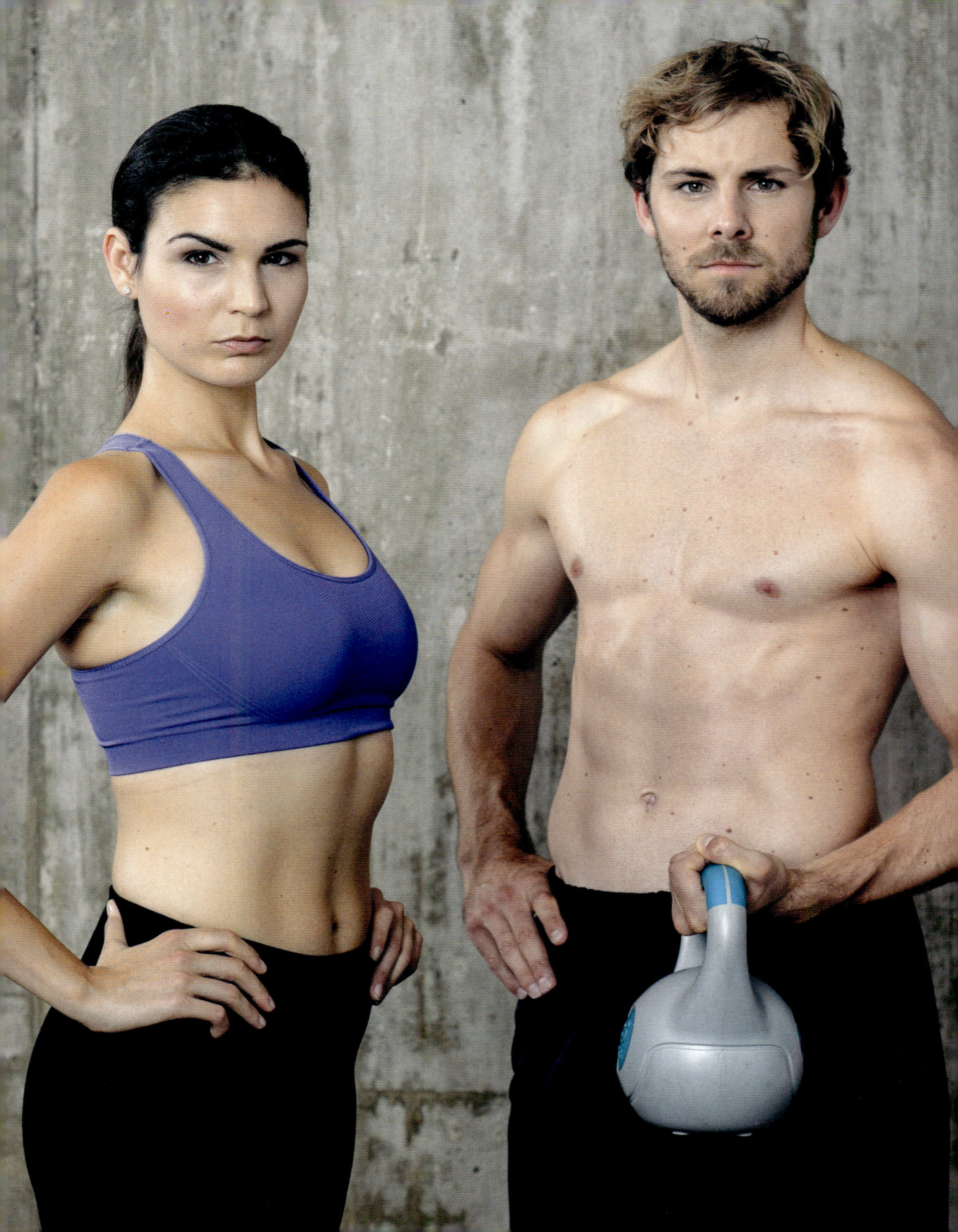

EINFÜHRUNG

EINEN PERFEKTEN KÖRPER – WER WILL DAS NICHT?

ZIELE VERWIRKLICHEN

Man kann sicher darüber streiten, wie erstrebenswert es ist, einen perfekten Körper zu besitzen. Zumal sich jeder erst einmal die Frage stellen muss, was genau er darunter versteht. Geschmäcker sind zum Glück verschieden. Aber Sie denken offensichtlich darüber nach, etwas an Ihrem Körper zu verändern, sonst hätten Sie

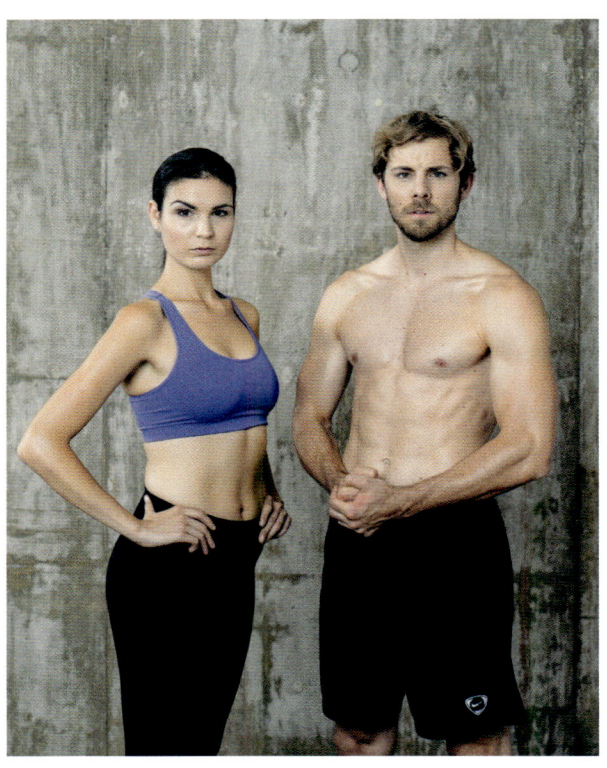

vermutlich dieses Buch nicht in der Hand. Vielleicht schweben Ihnen dabei mehr Muskeln vor, oder Sie wollen an Ihrem Sixpack oder einem wohlgeformten Po arbeiten. Was auch immer Ihr Ziel sein sollte, wir können direkt mit der guten Nachricht beginnen: Jeder kann seinen Körper verändern! Und zwar in unterschiedliche Richtungen: Sie können an Gewicht, z. B. an Muskelmasse, zulegen, und Sie können ebenso Gewicht – oder auch Muskeln – verlieren. Rein körperlich funktionieren wir alle mehr oder weniger gleich. Aber vielleicht fällt Ihnen dazu sofort eine vertraute Situation ein, in der die Couch wieder interessanter war als die Sportschuhe. Und die Sportschuhe als Verlierer aus dem Match gingen. Welche Ausrede auch dazu geführt haben mag: Sie entsteht in unserem Kopf. Wir allein können darauf Einfluss nehmen. Wie das funktioniert, erfahren Sie, wenn Sie weiterlesen. Oft fällt es leichter, Dinge umzusetzen, wenn das zugrundeliegende Prinzip klar ist. Einige Tipps und Tricks werden Ihnen ganz konkret bei der Verwirklichung Ihrer Ziele helfen. Das ist aber noch lange nicht alles!

Sie können das Buch als Anleitung oder eine Art Rezept verstehen, das mit der entsprechenden Anwendung zum gewünschten Ergebnis führt. Schließlich haben sich schon viele kluge Wissenschaftler und noch deutlich mehr Praktiker mit den Themen Muskelaufbau, Abnehmen und Motivation beschäftigt. Und dieses Buch bietet das Grundlegende, Wichtigste, Beste davon. Sie müssen also nicht mehr langwierig recherchieren, sondern können sich auf das verlassen, was Sie nun auf den nächsten Seiten erfahren werden.

Die wichtigsten Grundlagen

Die verschiedenen Programme, die ich Ihnen vorstelle, orientieren sich an den statistisch gesehen häufigsten Wünschen, wenn es um den perfekten Body geht. Deshalb wurde in der Übungsauswahl auch zwischen Männern und Frauen unterschieden. Die Basis für das Erreichen aller Ziele aber ist immer die gleiche und ruht im Wesentlichen auf drei Säulen:

* Training
* Ernährung
* Mentale Stärke

Alle drei Säulen sind dabei als gleichwertig zu betrachten, denn ganz egal, welches Ziel Sie im Kopf haben, beim Erreichen dieses Ziels sind Sie auf alle drei Grundlagen angewiesen. Eine funktioniert nicht ohne die andere. Das bedeutet jedoch nicht, dass Sie von jetzt auf gleich Ihr gesamtes Leben umkrempeln müssen. Im Gegenteil, das wäre wahrscheinlich der sicherste Weg, um schon nach kurzer Zeit alle guten Vorsätze wieder über Bord zu werfen.

Ich empfehle Ihnen daher, mit dem zu beginnen, was Ihnen am leichtesten fällt. Vielleicht sind Sie schon im Training und brauchen nur noch den letzten Feinschliff, oder Sie ernähren sich gesund, sind körperlich fit, aber zum Umsetzen Ihrer Pläne fehlt es Ihnen an Motivationstipps. Oder Sie benötigen nur noch ein bisschen Input in Sachen Ernährung. Wenn Sie sich jedoch als Sporteinsteiger dazu entschieden haben, an allen drei Säulen gleichzeitig zu arbeiten, kann ich Ihnen nur raten, nicht zu radikal zu sein. Es sei denn, Sie brauchen das von der Natur Ihrer Person aus. Die Erfahrung aber zeigt, dass es für Körper und Geist – und auch für unseren unfreiwilligen Mitbewohner, den inneren Schweinehund – gesünder und erfolgversprechender ist, wenn wir Schritt für Schritt an unseren Zielen arbeiten. Vielleicht haben Sie über diese Lektüre hinaus einen Trainingspartner, der Sie unterstützt und begleitet. Dann stellen Sie sich in den Partnerübungen der Challenge und bringen Ihr Training auf ein nächstes Level. Denn es ist mitunter gar nicht so einfach, die Übungen

zu zweit zu absolvieren, bringt aber eine Menge Spaß und Abwechslung in das Work-out.

Abwechslung ist wichtig!

Vielfalt spielt immer eine große Rolle im Training. Daher habe ich darauf geachtet, nicht nur verschiedenste Übungen für alle Muskelgruppen auszuwählen, sondern auch Übungen mit ganz unterschiedlichen Kleingeräten zusammengestellt. So bleibt Ihr Training schön abwechslungsreich und fordert Sie immer wieder aufs Neue heraus. Von diesen Geräte-Übungen abgesehen, liegt der Fokus auf dem Training mit dem eigenen Körpergewicht, also dem funktionellen Training. Im funktionellen Training beansprucht die Komplexität der Bewegungsabläufe immer gleich mehrere Muskeln bzw. Muskelgruppen und Gelenke. Folglich ist mehr Muskulatur aktiv und der Energieverbrauch deutlich

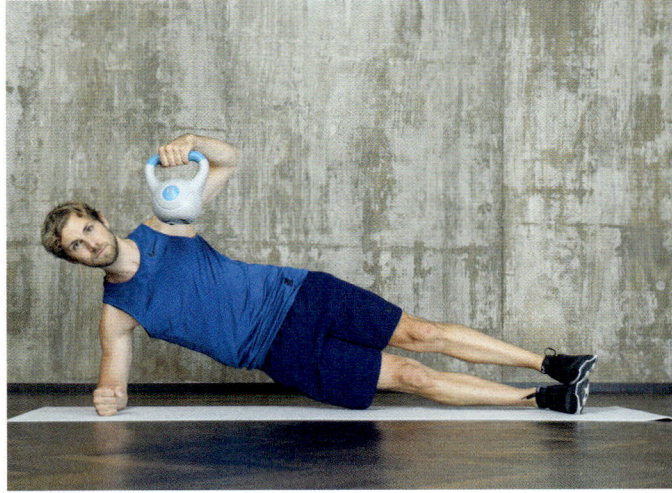

höher. Körperstabilität und Beweglichkeit werden trainiert und optimiert. Aber überzeugen Sie sich selbst und überlegen Sie schon einmal sehr konkret, wann Sie mit Ihrem Perfect-Body-Projekt starten wollen. Vorher checken wir aber noch kurz, wie fit Sie gerade sind.

KURZER CHECK-UP

Bevor Sie gleich loslegen, prüfen wir noch, wie es aktuell um Ihre Gesundheit und den Fitnessstand steht und was Sie alles für Ihr Training benötigen. Beginnen wir mit der Gesundheit. Dabei geht es hauptsächlich um Verletzungen und Einschränkungen der Gelenke und der Muskulatur. Sollten Sie bereits Gelenkbeschwerden im Bereich der Füße, Knie, Hüften, Schultern oder Hände haben, klären Sie am besten mit Ihrem Arzt oder Physiotherapeuten, welche Übungen tabu sind bzw. in welcher Form diese ausgeführt werden können. Ansonsten sind Sie grundsätzlich gut beraten, wenn Sie so bewusst wie möglich trainieren und immer einen guten Draht zu Ihrem Körper aufrechterhalten und auf dessen Signale achten. Das bedeutet konkret: Sobald beim Training ein Schmerz oder ein starkes, ungutes Gefühl während der Ausführung einer Übung oder regelmäßig nach dem Training auftritt, ist das eine Botschaft Ihres Körpers. Er möchte Ihnen damit vermitteln, dass etwas nicht stimmt. Wenn der Schmerz plötzlich auftaucht, nach dem Training weitere Tage anhält und auch in der Stärke nicht abnimmt, dann ist ein Besuch beim Arzt oder Orthopäden Ihres Vertrauens unabdingbar. Zeichen wie Schwellungen, Verfärbungen oder sehr warme Hautpartien sollten daher keinesfalls ignoriert werden.

Einsteiger, Wiedereinsteiger oder Fortgeschrittene

Natürlich trainieren Einsteiger anders als Geübte. Zumal die Bewegungsabläufe für Anfänger einfach neu sind und erst einmal erlernt werden müssen. Auch die Ansteuerung der Übung ist zu Beginn noch nicht so flüssig und abrufbar wie bei einem erfahrenen Athleten. Als Wiedereinsteiger mussten Sie vielleicht wegen einer Verletzung bzw. Krankheit pausieren oder aus anderen Gründen das Training reduzieren und möchten jetzt wieder zu Ihrer alten Form zurück.

Zur Selbsteinschätzung und Selbstüberprüfung eignet sich immer eine praktische Übung, die zu Hause möglichst einfach umzusetzen ist. Ich nehme daher an

Planke: ein kurzer Fitnesstest

Legen Sie sich in Bauchlage auf den Boden oder eine Matte.
Richten Sie Ihren Oberkörper etwas auf, indem Sie Ihre Arme anwinkeln, sodass nur noch Ihre Unterarme auf dem Boden aufliegen.
Die Ellbogen sind unter den Schultern auf.
Stellen Sie die Fußspitzen auf und heben Sie nun Ihren gesamten Körper an, bis der Po fast auf Höhe der Schultern ist.
Der Rücken ist gerade.
Halten Sie diese Position.
Und nun seien Sie ehrlich: Schnaufen Sie

→   bei 15 Sekunden ?   →   Einsteiger

→   bei 30 Sekunden ?   →   Wiedereinsteiger

→   nach 45 Sekunden?   →   fortgeschritten

dieser Stelle die Planke, auch Unterarmstütz genannt, als Grundlage für die Einstufung Ihrer Fitness. Sind Sie ein **Einsteiger,** rate ich Ihnen, noch nicht alle Übungen aus dem jeweiligen Programm durchzuführen. Suchen Sie sich für den Anfang am besten drei verschiedene Übungen aus. Beginnen Sie vielleicht zunächst außerdem mit der leichteren Variante. Als **Wiedereinsteiger** können Sie mit drei bis fünf Übungen starten. Grund-

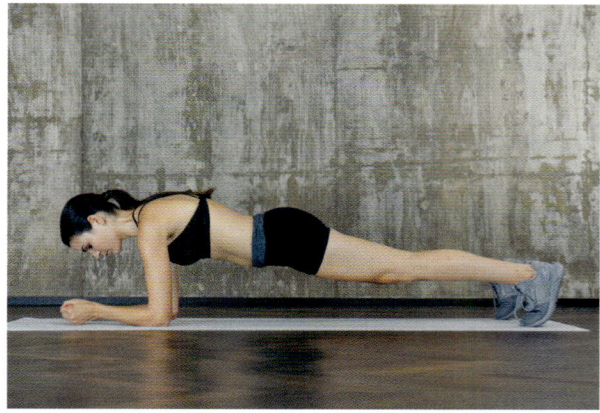

sätzlich führt man zwei bis drei Durchgänge pro Übung aus. Als **Fortgeschrittener** könnten Sie zum Beispiel mit allen Übungen und jeweils zwei Durchläufen starten. Dann können Sie sich auf drei steigern oder die Wiederholungsanzahl erhöhen. Es gibt noch weitere Parameter, mit denen Sie die Trainingsintensität steigern oder variieren können. Dazu kommen wir auf den nächsten Seiten.

GERÄTE UND HILFSMITTEL

Da Sie hauptsächlich mit Ihrem eigenen Körpergewicht trainieren, benötigen Sie außer einem konkreten Ziel und etwas Zeit in der minimalen Ausführung nur eine Gymnastikmatte und ein Handtuch. Viele Übungen sind aber auch ohne jedes Hilfsmittel möglich und können unterwegs, im Hotelzimmer oder im Park durchgeführt werden.

Weitere Trainingsmittel bzw. Trainingsgeräte:

- Kettlebell
- Gymastikball
- Faszienrolle
- Stützgriffe
- Ball oder Basketball

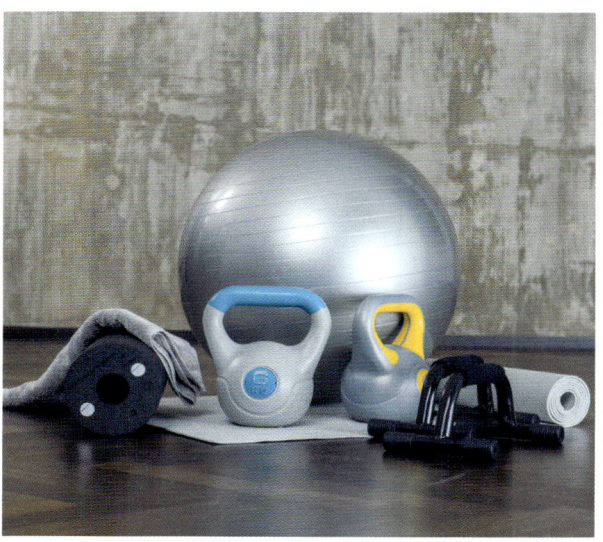

Kettlebell

Der Kettlebell ist eine Eisenkugel mit Handgriff. Es gibt ihn in verschiedenen Gewichtsklassen. Das Training mit dem Kettlebell ist dynamisch, ganzheitlich und sehr effektiv. Er trainiert den gesamten Körper vor allem hinsichtlich Kraft, Stabilität und Beweglichkeit. Man unterscheidet dabei zwischen Schwungübungen, Kraftübungen und dem sogenannten Juggling, bei dem die Kugel während der Bewegung die Hand verlässt, um in die andere übergeben zu werden. Bei nahezu jeder Übung werden aufgrund des Zusatzgewichts und der Schwungbewegungen die Muskeln des Schultergürtels, die Arm- und die Rumpfmuskulatur gekräftigt. Das Einstiegsgewicht für Frauen liegt bei 6 bis 8 kg. Männer können je nach Trainingszustand mit einem Gewicht von 10 bis 12 kg starten. Im Laufe der Zeit können die Gewichte dann gesteigert werden.

Gymnastikball

Das Training mit dem Ball verbessert die körperliche Balance. Dadurch erfährt der Körper ein umfassenderes Training. Nahezu jede Position ist auf oder mit dem Ball durchführbar. Da der Ball sich ständig mitbewegt, wird nie ein Muskel isoliert trainiert, sondern gleich mehrere Muskelketten mit einbezogen. Das verleiht dem Körper mehr Mobilität und Stabilität. Der Ball ist also ein optimales Sportgerät für das Perfect-Body-Training. Die Gymnastikbälle gibt es in unterschiedlichen Größen bzw. Durchmessern. Die perfekte Ballgröße orientiert sich an Ihrer Körpergröße. Bei einer Körpergröße unter 1,65 Meter sollten sie einen Ball mit einem Durchmesser von 55 cm wählen. Wenn Sie größer sind, nehmen sie einen Ball mit 65 cm Durchmesser. Achten Sie auch auf die Größen- und Belastungsangaben des Herstellers. Je praller der Ball aufgeblasen wird, desto schwerer wird die Ausführung der Übungen. Der Ball sollte materialschonend in nicht zu kalten oder heißen Räumen aufbewahrt werden.

Faszienrolle

Die Schaumstoff- oder Hartschaumrolle ist mittlerweile nicht nur in viele Fitnessstudios als Trainingsmittel gelangt, sondern auch in viele Privathaushalte. Sie unterstützt besonders die Regeneration der Muskulatur nach dem Training. Daher wird sie von vielen Sportlern nach dem Training und im Reha-Bereich eingesetzt. Durch den mechanischen Reiz in Form von Druck auf das Bindegewebe entsteht ein teilweise angenehmer Massageeffekt, der die Spannungen im Muskel verringert. Das Rollen fördert außerdem den Flüssigkeitsaustausch des Gewebes und die Versorgung der Faszien mit Nährstoffen. Es hält sie saftig, beweglich und gesund. Beim Perfect-Body-Training kommt die Faszienrolle daher sowohl im abschließenden Dehnprogramm als auch in den Kraftübungen zum Einsatz. Dort dient sie als instabile Stützfläche, die es zu kontrollieren und beherrschen gilt. Dabei werden wieder besonders viele Muskelgruppen erreicht und die Core-Muskulatur aktiviert, die der Körpermitte die notwenige Kraft und Stabilität verleiht.

Faszienrollen gibt es in verschiedenen Größen und vor allem Stärken im Handel. Wenn Sie die Möglichkeit haben, probieren Sie die unterschiedlichen Rollen aus und entscheiden Sie sich für die Dehnübungen gegebenenfalls für eine etwas weichere Rolle – die Nutzung einer harten Rolle kann anfangs sehr schmerzhaft sein.

Stützgriffe

Die Liegestützgriffe entlasten die Handgelenke in Stützposition. In vielen Stützpositionen ohne Griffe, wenn also die flache Hand auf dem Boden aufliegt und sich das Körpergewicht darauf stützt, wird die Bänderstruktur im Handgelenk stark gedehnt. Das kann zunächst zu Schmerzen führen, das ist aber nicht ungewöhnlich. Der Bandapparat benötigt eine gewisse Zeit und ein regelmäßiges Training, um sich an die Belastung zu gewöhnen und dementsprechend zu adaptieren. Das kann mitunter mehrere Wochen dauern, ist aber nicht schädlich, sofern keine Verletzungen, Entzündungen oder Überbelastungen vorliegen. Wenn

die Schmerzen nur während des Stützes auftreten und nach der Übung aufhören, spricht das eher dafür, dass es tatsächlich am Gewöhnungsprozess der Bänder und Sehnen liegt.

Die Stützgriffe sorgen für eine andere Hand- und Griffposition und sind damit gelenkschonender. Besonders im funktionellen Training ist deshalb die Anschaffung sogenannter Push-up Bars sinnvoll, um die Handgelenke zu entlasten. Außerdem ermöglichen die Griffe eine tiefere und damit noch effektivere Liegestützausführung, wodurch die Muskeln in Armen, Schulter und im Rumpfbereich intensiver gefordert sind.

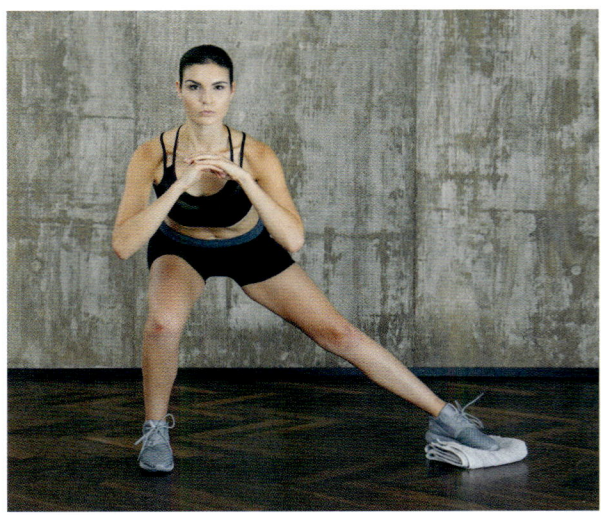

Handtuch

Das Handtuch wird hier hauptsächlich als zusätzlicher Widerstand zur Kräftigung und Verbesserung der Beweglichkeit eingesetzt. Durch den Reibungswiderstand, der in der Bewegung und durch das eigene Körpergewicht entsteht, werden viele Muskelgruppen erreicht, die gelenkstabilisierend wirken.

TRAININGSPRINZIPIEN

Damit Sie Ihr Training selbstständig gestalten und variieren können, ist es nützlich, ein paar Stellgrößen kennenzulernen. Damit können Sie Ihren Leistungszuwachs sicherstellen und sorgen zudem für genügend Abwechslung. Denn je routinierter der Trainingsalltag wird, desto wahrscheinlicher ist ein Trainingsstillstand, der äußert demotivierend sein kann. Das, was im Allgemeinen als Leistung und Kondition bezeichnet wird, bedeutet im Einzelnen die Ausbildung und Trainierbarkeit von vier motorischen Grundfähigkeiten:

- Kraft
- Ausdauer
- Schnelligkeit
- Beweglichkeit

In den folgenden Übungen wird die Kraft hauptsächlich im Bereich der Kraftausdauer trainiert. Das bedeutet, dass die Muskulatur gegen einen eher geringen Widerstand, aber bei längerer Dauer arbeiten muss. Wie der Begriff schon vermuten lässt, wird beim Kraftausdauertraining auch die spezielle Ausdauer eines bestimmten Muskels oder verschiedener Muskeln trainiert. Der Muskel lernt, eine Belastung für einen gewissen Zeitraum aufrechtzuerhalten, ohne zu ermüden. Je mehr Muskulatur im Einsatz ist, desto mehr wird die

allgemeine Ausdauer ausgebildet. Dafür muss mindestens ein Sechstel der Gesamtmuskulatur beteiligt sein. Die Schnelligkeit wird beim Perfect-Body-Training nicht direkt trainiert, sondern vielmehr als Trainingsvariable eingesetzt. Das heißt, nicht die Fähigkeit zur Schnelligkeit an sich wird verbessert, sondern sie stellt eine Möglichkeit dar, die Übungsausführung zu verändern. Die Verbesserung der Beweglichkeit wiederum steht bei den funktionellen Übungen deutlich im Vordergrund. Sowohl die Gelenkbeweglichkeit als auch die Dehnfähigkeit von Muskeln, Bändern und Sehnen werden in den Übungen optimiert. Die verschiedenen Trainingsprinzipien sind als Gesetzmäßigkeiten oder Handlungsmöglichkeiten zu verstehen, durch die die Leistung des Körpers entsprechend angepasst oder verändert werden kann.

Trainingsdauer

Die Dauer des Trainings kann variieren. Grundsätzlich ist jede Trainingseinheit wichtig, egal wie lange sie dauert. Denn sobald ein Muskel aktiv wird, reagieren die Muskelzellen, und es entsteht wertvolle Energie. Wenn Sie also nur fünf Minuten Zeit haben, dann suchen Sie sich drei zielgerichtete Übungen aus und führen diese mit jeweils zwei Sätzen aus. Wenn Sie zehn Minuten Zeit haben, dann machen Sie diese Übungen dreimal oder Sie wählen fünf Übungen mit je zwei Durchgängen. Je kürzer die Trainingszeit, desto intensiver dürfen auch die Übungen sein. Wenn Sie mehr Zeit haben, was selbstverständlich wünschenswert, aber nicht immer möglich ist, dann trainieren Sie, solange Sie können. In der Regel werden zwei bis drei Durchgänge pro Übung ausgeführt. Ein (Wieder-)Einsteiger darf gern mit drei bis fünf Übungen und zwei Runden beginnen und sich dann bis zum dritten Durchgang steigern oder die Übungsanzahl erhöhen.

Trainingshäufigkeit

Die allgemeine Empfehlung für sportliche Belastung liegt bei ca. dreimal 30 Minuten pro Woche. Das ist ein guter Richtwert, der aber variiert werden kann. Wenn Sie es beispielsweise nicht dreimal schaffen und

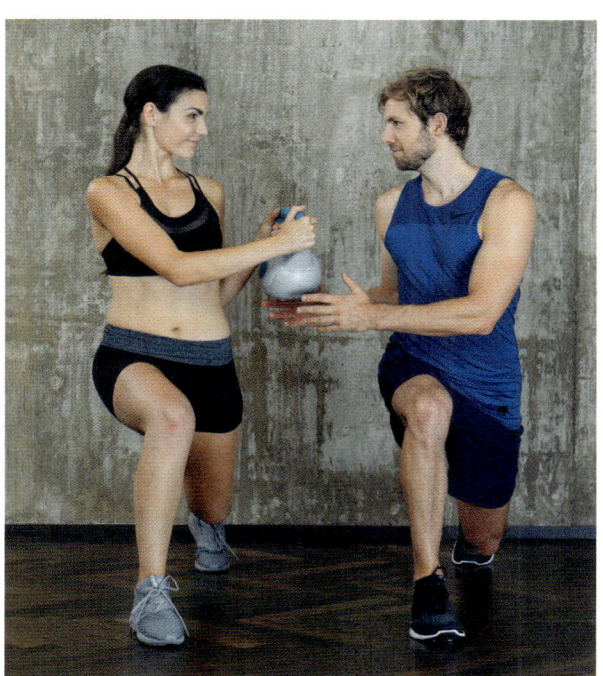

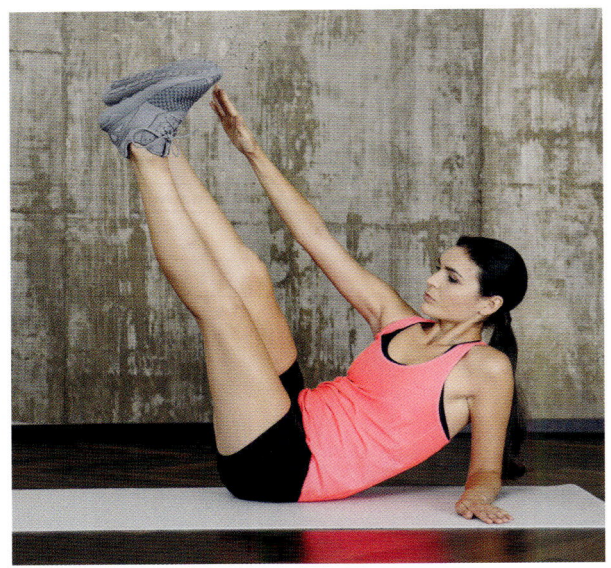
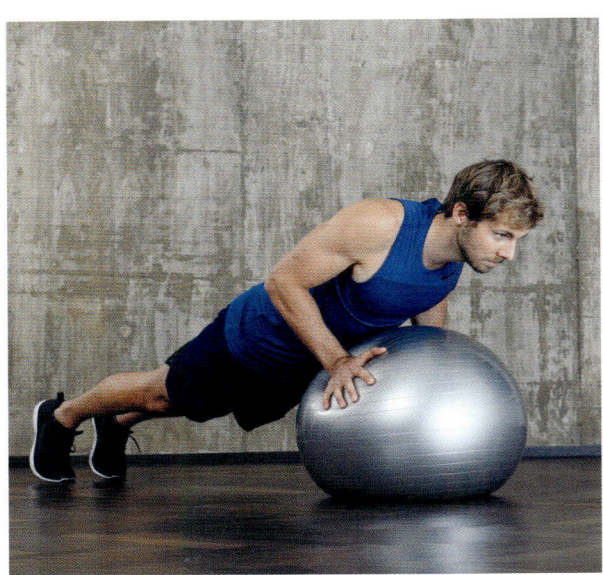

stattdessen einmal 60 Minuten trainieren, profitiert Ihr Körper ebenso. Selbst ein Training von zehn oder 15 Minuten kann von Nutzen sein, wenn es häufig und regelmäßig durchgeführt wird – dann beispielsweise auch täglich. Für ein tägliches Kurzzeittraining schaffen Sie sich am besten ein Ritual, damit Sie eine Routine entwickeln. Zum Beispiel morgens direkt nach dem Aufstehen oder abends bei der Tagesschau. Alles ist möglich, solange Sie konzentriert bei der Sache sind.

Trainingsintensität

Die Intensität eines Trainings richtet sich in erster Linie nach dem Trainingszustand und der aktuellen Tagesform. Bei allen Übungen in diesem Buch ist immer eine Wiederholungszahl als Empfehlung angegeben. Als Anfänger müssen Sie jedoch nicht sofort alle Wiederholungen ausführen. Machen Sie erst einmal so viele Wiederholungen, wie Sie gut aushalten, ohne dass Sie glauben, Ihr Muskel platze gleich. Der Fokus muss immer auf einer korrekten Bewegungsausführung liegen! Also machen Sie lieber ein paar Wiederholungen weniger und investieren dafür mehr Zeit und Kraft in eine saubere Technik. Zu vielen Übungen werden auch Varianten vorgestellt, die die Ausführung vereinfachen.

Sobald Sie diese Variante beherrschen, können Sie sich an der intensiveren Version versuchen.

Die Trainingsintensität ist außerdem von der Tagesform abhängig. Sie werden feststellen, dass es Tage gibt, an denen Sie einfach nicht „auf Touren kommen". Tage, an denen sich Ihre Beine vielleicht schwer anfühlen oder an denen Ihr Puls explosionsartig in die Höhe schnellt, sobald Sie nur mit dem Warm-up begonnen haben. Das sind Signale Ihres Körpers, die eher nach einer anderen, sanfteren Trainingseinheit verlangen. Auf diese sollten Sie dann auch hören. Möglicherweise hatten Sie am vorigen Tag eine anstrengendes Training, haben schlecht geschlafen oder Sie sind gesundheitlich angeschlagen, sodass Sie besser eine lockere Stretchingrunde einlegen oder einen ausgiebigen Spaziergang machen, damit die Regeneration nicht gestört und Ihr Körper nicht überlastet wird.

Trainingsreize

Ob ein Training langfristig effektiv ist, hängt größtenteils von der Stärke des Reizes ab. Man trainiert an seinem Ziel in jedem Fall vorbei, wenn man Wochen, Monate oder sogar Jahre lang immer nur das Gleiche

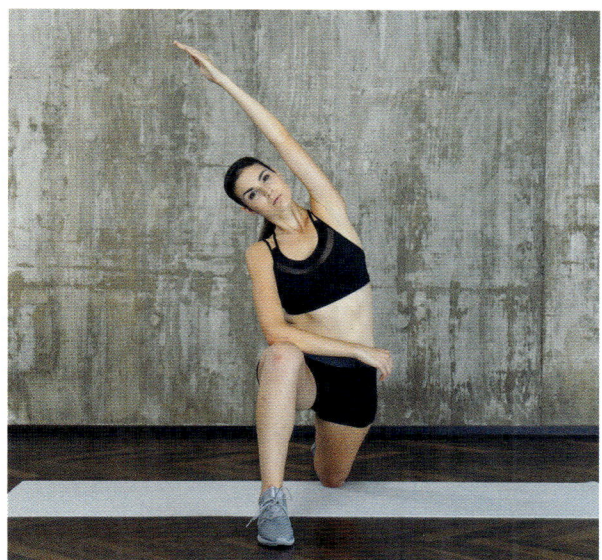

ben Sie es nicht: Ein zu starker Reiz ist unerwünscht und kann der Muskulatur bzw. dem Bandapparat der Gelenke schaden. Seien Sie also vorsichtig mit den neuen Trainingsreizen und achten Sie aufmerksam auf Schmerzen während des Trainings und danach. Sehr wichtig ist es auch, dass Sie eine Übung sicher beherrschen, bevor Sie sie variieren oder häufiger oder intensiver ausführen.

Regeneration

Zu einem regelmäßigen, effektiven und gesundheitlich unbedenklichen Training gehören in jedem Fall auch wohlverdiente Pausen. Die sogenannte Erholungsphase ist der Zeitraum zwischen den Trainingseinheiten. Fehlt diese Phase oder ist sie zu kurz, hat der Körper keine Gelegenheit zur Regeneration. Selbst wenn Sie nach dem Training keinen Muskelkater verspüren, hat der Körper trotzdem so viel Muskelarbeit geleistet, dass verschiedene Regenerationsprozesse in Gang gesetzt werden. Dazu gehören verschiedene Reparatur- und Auffüllarbeiten, die zu einer gesteigerten Leistung im nächsten Training führen. Nach einem mittelmäßig anstrengenden Training ist mindestens ein Tag Pause ratsam.

praktiziert. Wenn Sie immer auf die gleiche Art und Weise 30 Minuten auf Ihrem Hometrainer strampeln oder beispielsweise locker zehn Liegestütze schaffen, aber nie mehr versucht haben, dann freut sich der Körper natürlich über die Bewegung, aber das Muskelwachstum und die Ausdauerleistung stagnieren. In diesen Fällen sind die Reize für die Muskulatur oder das Herz-Kreislauf-System einfach zu schwach, um mehr wachsen oder leisten zu können. Wenn Sie hingegen die Übungsausführung variieren, die Wiederholungszahl oder das Gewicht erhöhen, die Übung einmal schnell und einmal langsam ausführen, fordern Sie damit Ihren Körper immer wieder aufs Neue heraus, und er passt sich entsprechend an die neue Herausforderung an. Im Prinzip heißt das, dass Sie regelmäßig über Ihre Grenzen hinausgehen sollten – that's the game! Danach startet Ihr Körper das Prinzip der Superkompensation: Nach dem intensiven bzw. neuausgerichteten Training werden alle nötigen Wiederaufbauprozesse eingeleitet, damit er beim nächsten Training noch leistungsfähiger ist.

Wichtig ist also, dass Sie den Trainingsreiz sukzessiv steigern oder variieren, sonst wird das nichts mit der schlanken Taille oder dem Sixpack! Aber bitte übertrei-

Wenn Sie jeden Tag trainieren, sollten Sie unbedingt auf ein gesplittetes Training achten, bei dem unterschiedliche Muskelgruppen beansprucht werden. Wenn Sie zum Bespiel an einem Tag Ihre Beine trainiert haben, können Sie am nächsten Tag durchaus ein Training für die Rumpfmuskulatur oder die Arme durchführen.

War eine Trainingseinheit sehr anstrengend und zieht einen regelrechten Muskelschmerz nach sich, dann ist das ein klares Zeichen dafür, dass die Einheit zu hart war und die kleinen Muskelstrukturen Schaden genommen haben. In diesem Fall ist eine Trainingspause von mehreren Tagen notwendig. Für die richtige Regeneration spielen auch genügend Schlaf, eine ausreichende Flüssigkeitsaufnahme und eine gesunde Ernährung eine wichtige Rolle. Zur Förderung der Erholung ist auch ein leichtes Faszientraining zu empfehlen.

Aufwärmen

Ein Training ohne Warm-up ist kein vollwertiges Training. Es gehört dazu wie die Luft zum Atmen. Der Körper ist erst leistungsfähig und optimal vorbereitet, wenn er auf Betriebstemperatur gebracht wurde und alle großen Gelenke einmal „geölt" wurden. Dazu gehören Übungen, die möglichst viele Muskelgruppen beanspruchen und den Puls in die Höhe treiben. Durch die verstärkte Durchblutung wird der Körper mit dem nötigen Sauerstoff versorgt, und die Muskulatur wird erwärmt, quasi in Bereitschaft versetzt. Durch die Bewegung der Gelenke entsteht eine Art „Gelenkschmiere", die für eine reibungslose Mechanik sorgt.

Dehnen

Um eine optimale Erholung nach dem Training zu ermöglichen, darf das Dehnen bzw. Ausrollen am Ende auch nicht fehlen. Die beanspruchten Muskeln müssen nach der Arbeit wieder in ihren normalen Ruhezustand gebracht werden. Wenn das nicht passiert, verlieren sie ihre Ursprungslänge und bleiben in einem Spannungszustand, der letztendlich zu unangenehmen Krämpfen oder Verspannungen führen kann. Außerdem schränkt ein verkürzter Muskel die Beweglichkeit enorm ein, sodass die Funktionalität der Gelenke verloren geht. Ein Gelenk, das seine natürliche Bewegungsfreiheit verliert, führt dauerhaft wiederum zu unnatürlichen Bewegungsabläufen. Haltungsschäden, Rückenprobleme, Arthrose etc. können daraus resultieren. In diesem

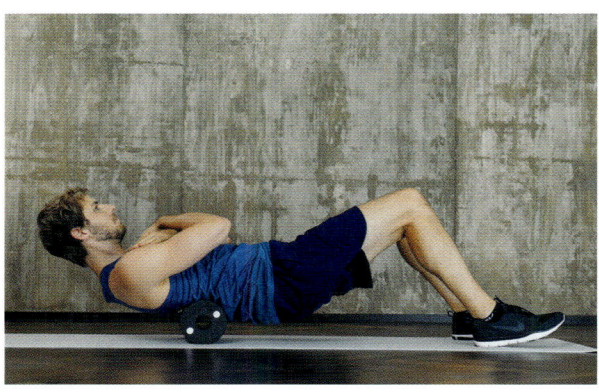

Buch wird ein Mix aus Dehnungsübungen und Übungen mit der Faszienrolle gezeigt. Die Faszienrolle regt, ähnlich einer Massage, die Durchblutung an und fördert insbesondere auch die Nährstoffversorgung des Gewebes. Dadurch wird die Regenerationsfähigkeit verbessert, weil die im Training produzierten „Abfallprodukte" des Muskels besser abtransportiert werden können. Der Wiederaufbauprozess in der Erholungsphase geht so schneller und effektiver vonstatten.

EINE FRAGE DER HALTUNG

Weil im Alltag der Fokus auf die Haltung häufig verloren geht, ist es umso wichtiger, ihn im Training zu behalten und zu schärfen. Je stärker Sie auf Ihre Haltung achten, desto mehr Muskeln kommen stabilisierend zum Einsatz, und umso geschützter ist auch das gesamte Gerüst der Wirbelsäule. Hier sind ein paar Merksätze zur Veranschaulichung, was mit einer aufrechten Haltung gemeint ist und wie sie vor allem umzusetzen ist:

- Versuchen Sie, sich im Stand oder Sitz lang zu machen. Stellen Sie sich vor, Sie zögen Ihren Scheitel in Richtung Decke.
- Versuchen Sie, die Brust etwas nach vorn oben zu heben, quasi eine stolzgeschwellte Brust zu machen.
- Achten Sie darauf, dass der Abstand zwischen Ohren und Schultern groß bleibt, in jeder Haltung.
- Achten Sie darauf, dass Ihr Becken nicht in eine Hohlkreuzposition rutscht. Ziehen Sie daher den Bauchnabel nach oben.
- Korrigieren Sie im Alltag und im Training grundsätzlich immer wieder Ihre Körperhaltung.

Die Körperspannung

Eine stabile Mitte, also eine grundlegende Körperspannung, ist das A und O einer effektiven, stabilen und gesunden Übungsausführung. Sie schützt den Körper, vor allem Organe und Gelenke, vor Verletzungen und äußeren Kräften, aber auch vor eigener, unkontrollierter Muskelarbeit. Der Inbegriff der Körperspannung ist der beispielsweise der Stütz oder der Handstand. Aber selbst wenn beim Hanteltraining augenscheinlich „nur"

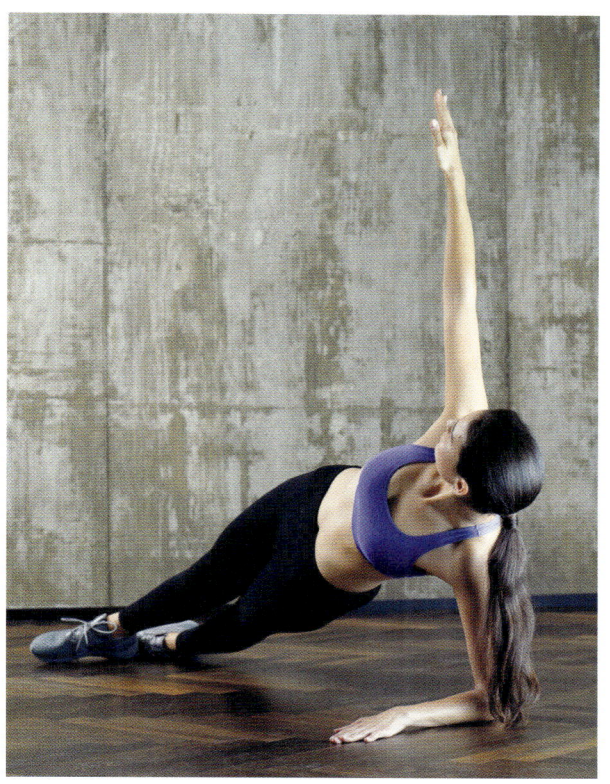

Genauso wichtig ist ein bewusstes Trainieren, um die Konzentration auf die Bauchspannung nicht zu verlieren. Zum besseren Verständnis stellen Sie sich mit dem Rücken gegen eine Wand oder legen sich mit aufgestellten Beinen auf den Rücken. Dann versuchen Sie den Rücken so weit wie möglich gegen die Wand oder den Boden zu drücken und, schon haben Sie Ihre Bauchmuskeln aktiviert.

Bleiben Sie standfest!

Je stabiler der Stand, desto sicherer fühlen Sie sich. Und erst dann ist eine vollständige Übungsausführung möglich. Welche Position auch gefragt ist, das Gewicht sollte immer gleichmäßig auf beide Füßen verteilt sein. (Es sei denn, es ist ausdrücklich anders erwünscht, z. B. beim Einbeinstand.) Die Kniegelenke können leicht gebeugt bleiben, dadurch ist per se mehr Spannung in der Beinmuskulatur. Der Oberkörper sollte in der Regel gerade bleiben – ob im Stand, in einer Tischhalte oder einer Kniebeuge. Der Blick ist auf einen festen Punkt gerichtet. So können die Stabilität und das Gleichgewicht besser gesteuert werden.

Denken Sie an Ihre Gelenke!

Unsere Gelenke brauchen regelmäßige Bewegung, damit sie stark und gesund bleiben. Gerade für die Gelenke ist es enorm wichtig, dass Sie bei allen Übungen auf eine korrekte Ausführung achten. Das gilt besonders für das funktionelle Training, ob mit oder ohne Gewichte. Dazu gehört auch eine bewusste und vor allem kontrollierte Streckung der Gelenke, sodass sie nicht „durchschlagen". Denn das überdehnt die Sehnen und Bänder, die dem Gelenk den nötigen Halt verschaffen. Außerdem führt das ständige Aufeinanderprallen der Gelenkpartner zur schnelleren Abnutzung der Gelenkflächen. Das wiederum kann zu Arthrose oder Gelenkversteifungen führen.

Folgende Punkte sollten Sie Ihren Gelenken zuliebe berücksichtigen:

- Stellen Sie sich Ihre Gelenke z. B. bei einer Knie- oder Armbeuge als zähen Kaugummi vor.

der Bizeps arbeiten muss, ist eine Körperspannung absolut erforderlich, damit das Gewicht bewegt werden kann, ohne z. B. Schäden im Rücken zu verursachen.

Besonders die Bauchspannung ist hier gefragt. Um genau zu sein, ist sie tatsächlich für jede Übung nötig. Aber was genau heißt das eigentlich? Als Bauchspannung bezeichnet man die Aktivierung der Bauch- und tiefen Hüftmuskeln sowie häufig auch der Beckenbodenmuskulatur. Oft spricht man auch von Core-Muskeln oder Core-Training. Die Spannung in diesem Bereich verleiht dem Körper die notwendige Stabilität, vor allem im funktionellen Training. De facto profitiert man bei jeder Bewegung, ob im Training oder im Alltag, von einer festen Körpermitte. Diese Mitte muss aktiviert werden. Das heißt, die relevante Core-Muskulatur muss an Stärke gewinnen, damit sie ihren Dienst erfüllen kann. Dafür eignen sich z. B. die Plankenserien (S. 48 und S. 56) sehr gut.

- Achten Sie darauf, dass Sie nach Sprüngen weich und leise landen.
- Versuchen Sie so achsengerecht wie möglich zu trainieren, siehe „Korrekter Squat" und „Korrekter Liegestütz".

Konzentration!

Wie beim Autofahren ist auch beim Fitnesstraining eine gewisse Routine von Vorteil, aber solche Automatismen können schnell Oberhand gewinnen. Die Gedanken schweifen dann schnell ab, und ehe man sich's versieht, ist der Schaden entstanden. Außerdem kann es passieren, dass sich Fehler im Training einschleichen und über die Zeit ihre Spuren am Körper hinterlassen. Versuchen Sie daher stets, sich nicht ablenken zu lassen, sondern sich fortwährend auf die Übung zu konzentrieren. Sie sollten immer die Kontrolle über die Übung behalten und sich dementsprechend sicher fühlen. Sobald Sie unkonzentriert werden, schleichen sich leicht Fehler in der Ausführung ein.

DIE ÜBUNGSAUSFÜHRUNG

Jede Übung in diesem Buch ist gleich aufgebaut und in zwei Teile gegliedert: Zuerst wird die Ausgangsposition genau beschrieben, dann die Ausführung der Übung. Die Ausführung sollte erst beginnen, wenn eine stabile und korrekte Ausgangsposition eingenommen wurde. Einige Übungen sind mit einem „Fortgeschritten" markiert. Wenn ein Hinweis für eine erleichternde Modifikation vorgeschlagen wird, können sich Einsteiger bzw. Wiedereinsteiger daran orientieren und sich nach ein paar Trainingseinheiten auch an der ursprünglichen Übung probieren. Die angegebene Wiederholungszahl bzw. Ausführungsdauer ist als ein Vorschlag anzusehen, der abhängig von Fitnessstand, Trainingsdauer und -intensität ist und daher entsprechend erhöht oder reduziert werden kann.

Der saubere Squat

Der Squat bzw. die Kniebeuge ist ein sicheres Mittel, um kräftigere Beine und einen schönen, runden Po zu

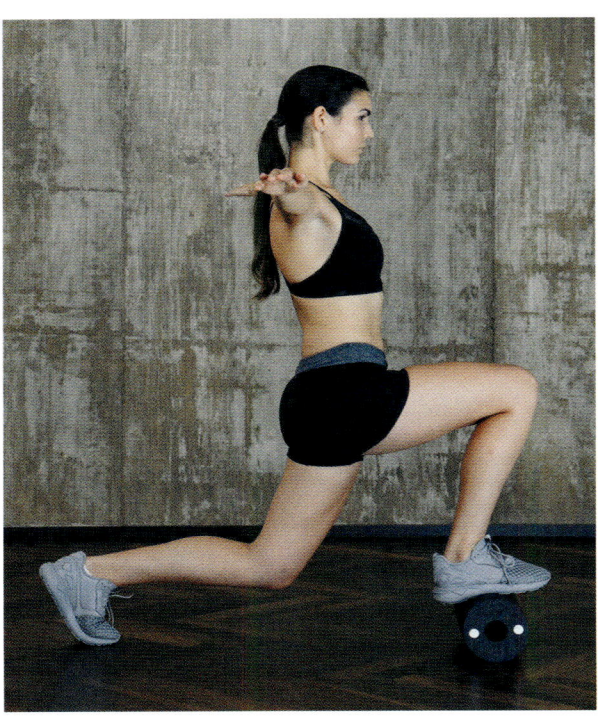

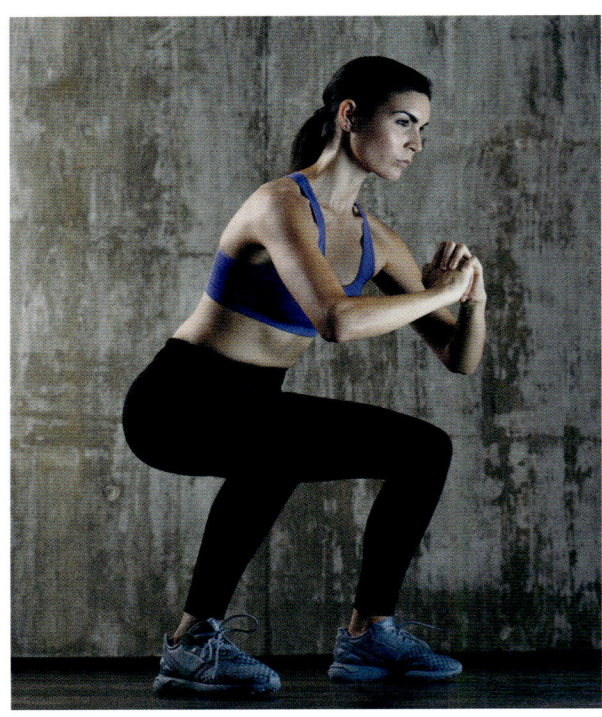

bekommen. Allerdings führt er nur zum Ziel, wenn die Ausführung sauber und stimmig ist. Wie schon gesagt: Das Ziel jeder Übung ist neben der allgemeinen Kräftigung auch immer eine gesunde Durchführung.

Im Ausfallschritt bzw. Squat

- steht das vordere Knie in einer Achse mit dem Knöchel,
- ist die hintere Ferse in der Luft,
- werden beide Füße gleich belastet bzw. beide Beine gleichzeitig gebeugt,
- stehen die Schultern immer über dem Beckengürtel.
- Dasselbe gilt für den Squat als Ausgangsposition. Dabei bleiben jedoch beide Fersen am Boden.

Der korrekte Liegestütz

Der Stütz darf in keinem Training fehlen. Jeder kennt ihn, aber nicht jeder beherrscht ihn korrekt. Im Prinzip trainiert der Liegestütz durch seinen Variantenreichtum den gesamten Körper – wenn er korrekt durchgeführt wird. Eine dauerhaft fehlerhafte Ausführung kann zu ernsten Folgeschäden führen.

Im klassischen Liegestütz

- stehen die Hände unter den Schultern,
- sind die Arme zu Beginn ganz gestreckt,
- ist der Po auf Höhe der Schultern,
- darf die Bauchspannung auf keinen Fall fehlen,

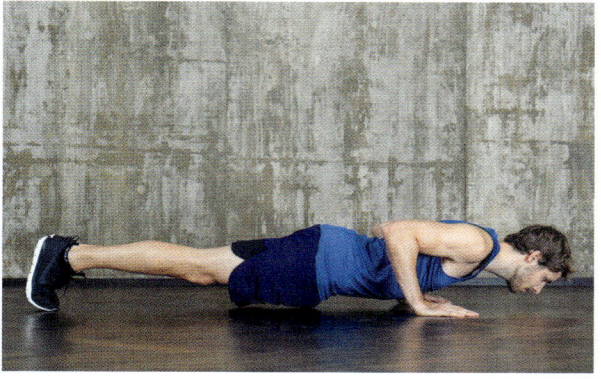

- bleibt das Gewicht sowohl beim Beugen als auch beim Strecken der Arme immer auf den Händen,
- wird der ganze Körper parallel zum Boden bewegt.
- Dasselbe gilt für vereinfachte Formen wie den verkürzten Liegestütz, bei dem die Knie unter und hinter der Hüfte aufgestellt sind.

TRAINIEREN FRAUEN ANDERS ALS MÄNNER?

In erster Linie ist für die Trainingsplanung immer die eigene Zielsetzung entscheidend. Das Perfect-Body-Training besteht aus verschiedenen Work-out-Programmen, bei denen jeweils unterschiedliche Körperpartien trainiert werden. Oft unterscheiden sich die Zielsetzungen von Frauen und Männern. Männer möchten zum Beispiel oft ihren Oberkörper stärken und „ausbauen", d. h. ein breites Kreuz und muskulöse Arme bekommen. Frauen wünschen sich eine schmae Taille und zwar durchaus definierte Arme, aber nicht unbedingt muskelbepackt. Nach diesen Zielsetzungen unterscheiden sich wiederum die einzelnen Übungen.

Darüber hinaus gibt es natürlich anatomische und physiologische Unterschiede zwischen den Geschlechtern. Im Hinblick auf das Training mit dem eigenen Körpergewicht relativieren sich diese Merkmale aber, und die folgenden Bodyweight-Übungen unterscheiden sich dann nur noch in den Wiederholungszahlen oder in der Höhe des Zusatzgewichts. In der Regel ist die Armmuskulatur bei Frauen eher schwächer ausgeprägt, daher können die Männer in dieser Hinsicht eher punkten. Bei den übrigen großen Muskelgruppen, wie Bauch, Beine und Po, ist die Differenz jedoch nicht so groß, und daher können sich die Trainingsprogramme dafür auch sehr ähneln. Wir stellen Ihnen auf den Übungsseiten zwar abwechselnd Übungen für Frauen und für Männer vor, gegliedert nach bestimmten Zielsetzungen, aber es spricht überhaupt nichts dagegen, als Frau die „Männerübungen" auszuführen und umgekehrt. Achtung jedoch beim Dehnprogramm: Frauen sind in der Regel deutlich dehnfähiger als Männer.

MOTIVATION IST ALLES!

Und ohne Motivation ist alles nix! Ohne den nötigen Willen würden wir ständig auf der Stelle treten, unseren Träumen hinterhertrauern und niemals in den Genuss der körpereigenen „Glücksdroge" Dopamin kommen, die immer dann produziert wird, wenn wir etwas in Gang gesetzt haben. Wenn wir dann noch erfolgreich sind, kommt zusätzlich Endorphin dazu – ein weiteres Glückshormon, das uns vollends in Euphorie versetzt. Dabei ist es gar nicht entscheidend, ob wir direkt einen Erfolg verzeichnen können, denn oftmals stellt uns schon die Tat allein zufrieden – nämlich selbstbestimmt und handlungsfähig zu sein, das Glück selbst in der Hand zu halten und etwas dafür getan zu haben.

Der Sport an sich erfüllt dabei eine sehr wichtige Rolle, denn nach jedem Training fühlen wir uns in der Regel stolz und zufrieden – wenn auch fix und fertig! Diese Glücksgefühle sind enorm wichtig für das Erreichen unserer Ziele und die Motivation, das nächste Training zu beginnen, vielleicht noch mehr zu geben und vor allem dabei zu bleiben. Je strukturierter Sie Ihr Ziel angehen, desto größer ist auch die Wahrscheinlichkeit, dass Sie es erreichen. Es lohnt sich also, über die folgenden Punkte einmal nachzudenken.

BE SMART

Die SMART-Formel soll Ihnen helfen, Ihre Ziele klar zu formulieren. Sie bietet Ihnen eine Orientierung und eine Art Leitfaden, nach dem Sie handeln können. Indem Sie sich mit der Planung Ihres Ziels auseinandersetzen,

gewinnt es Stück für Stück an Kontur und rückt immer näher, was allein schon für mehr Motivation sorgen kann. Außerdem erhalten Sie einen Überblick über mögliche Stolperfallen und haben damit die Chance, im Voraus gewappnet zu sein und einen Plan B zu entwickeln.

SMART-Formel:

S = spezifisch → so konkret wie möglich

M = messbar → eine klare Zeitangabe
→ z. B.: In welcher Zeit möchte ich mein Ziel erreichen?

A = attraktiv → positiv formulieren
→ z. B.: In welcher Zeit möchte ich mein Ziel erreichen?

R = realistisch → umsetzbar und erreichbar
→ z. B.: Training an drei Tagen pro Woche

T = terminiert → ein konkretes Zeitfenster
→ z. B.: Ich trainiere montags, mittwochs, freitags nach der Arbeit, jeweils 30 Minuten

PLAN B

Wie gesagt: Es kann durchaus passieren, dass Stolpersteine auf Ihrem Weg liegen. Was nicht ungewöhnlich ist, weil zum Glück nicht alles planbar ist. Zum Beispiel könnte ein berufliches Projekt so viel Zeit und Kraft verlangen, dass Sie am Abend keine Energie mehr für Ihr geplantes Training aufbringen können. In diesem Fall brauchen Sie eine Alternativmaßnahme, um durch das fehlende Training nicht noch unmotivierter und unzufriedener zu werden. Legen Sie zum Beispiel drei Übungen fest, die ein 5-Minuten-Mindestprogramm bilden, oder verschieben Sie eine Trainingseinheit auf das Wochenende. Sie sollten trotz Ihrer Planungen und dem Handeln nach der SMART-Formel auch immer flexibel bleiben. Zu starre und strikte Regeln können sonst zu einer schnellen Kapitulation führen.

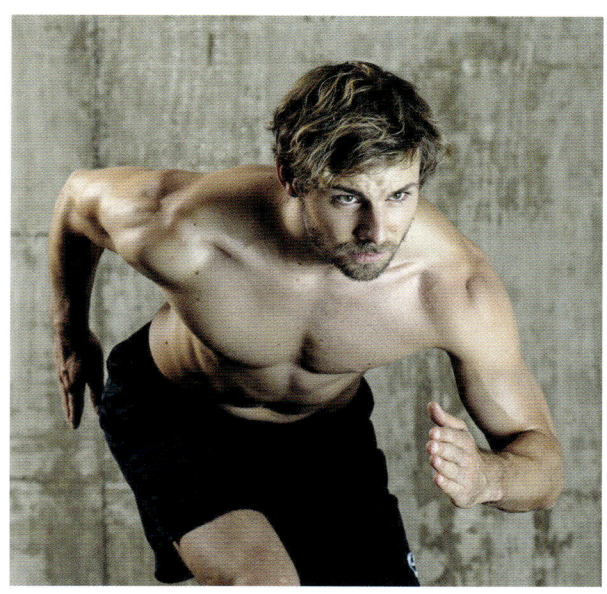

Ein weiterer wichtiger Punkt: Wenn Sie aus gesundheitlichen Gründen zu einer Pause gezwungen sein sollten, nehmen Sie sich bitte stets die nötige Zeit für eine wirklich vollständige Genesung. Sonst drohen Rückfälle, die meist langwieriger sind als die ursprüngliche Krankheit, oder Folgeschäden, die mitunter irreparabel sein können. Mit Geduld erreichen Sie in jedem Fall mehr als mit übereiltem Handeln. Machen Sie sich deshalb klar, dass nur der Wiedereinstieg ins Training — auch nach einer Pause — hart ist. Muskelzellen haben ein Gedächtnis und können erlernte Bewegungen jedoch schnell wieder abrufen und wiederherstellen. Natürlich sollten Sie in den ersten Tagen mit einem heftigen Muskelkater rechnen. Aber auch das werden Sie durchstehen, denn Sie sind ja darauf vorbereitet! Nach kurzer Zeit schon werden Sie auf dem Weg zu Ihrer alten — oder zu ganz neuer — Form sein!

ERSTE ERFOLGE

Auch wenn der Trainingseinstieg etwas schwerer sein mag, können Einsteiger sehr schnell Erfolge sehen und spüren. Einfach deshalb, weil der Körper von Null beginnt, auf neue Reize reagieren muss und der Energieverbrauch am Anfang höher ist. Bei Geübten sind die Übungen und Bewegungsmuster schon gefestigt und

automatisiert, sodass sie ökonomischer ablaufen und der Körper gelernt hat, alle Ressourcen entsprechend anzupassen. Auf einen gleichbleibenden Reiz bzw. ein regelmäßiges Training reagiert der Körper also mit Anpassungsprozessen, um möglichst wirtschaftlich mit seinen Ressourcen hauszuhalten. Er handelt nach dem Prinzip der Homöostase, einer Art Selbstregulation, in der der Körper immer versucht, einen Gleichgewichtszustand zu erlangen und aufrechtzuerhalten. Das ist das Ziel eines jeden Trainings.

Ziel ist es aber auch, stärker, beweglicher, ausdauernder, fitter, muskulöser, schlanker zu werden. Deshalb ist es so wichtig, dass Sie regelmäßig neue bzw. stärkere Reize setzen, um den Körper aus seinem Gleichgewicht zu bringen, damit nach dem Konzept der Superkompensation (siehe Trainingsprinzipien, S. 14f.) seine Fähigkeiten wieder neu anpassen und sogar für Energieüberschuss sorgen kann. Bleiben die neuen Reize aus, gibt es einen Stillstand. Dann ist der Körper so sehr auf ein immer wieder gleich ablaufendes Training eingestellt und eingespielt, dass er keinen Grund hat, mehr zu leisten, als er muss. Stellen Sie sich also immer wieder neuen Herausforderungen — für Körper und Geist!

DU BIST, WAS DU ISST

DIE RICHTIGE ERNÄHRUNG

Wenn Sie regelmäßig trainieren, sollten Sie darauf achten, dass Sie Ihren Körper mit den entsprechenden Energiequellen versorgen. Schließlich können Sie mit einer ausgewogenen Ernährung nicht nur Ihre Leistung optimieren, sondern verkürzen dadurch auch die Regenerationszeit. Planen Sie einen Muskelaufbau, dann spielt natürlich Eiweiß eine bedeutende Rolle. Aber:

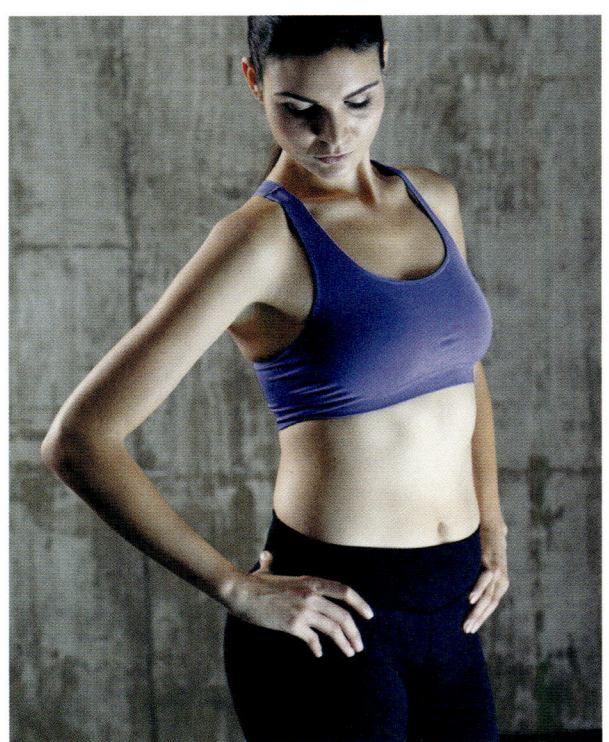

Welches Eiweiß und wie viel? Da gibt es elementare Unterschiede. Möchten Sie einen definierten Körper, dann ist es ratsam, auch den körpereigenen Fettanteil zu reduzieren, damit sich der Muskel optisch voll entfalten kann.

Generell ist es wichtig, sowohl vor dem Training für genügend Power zu sorgen als auch nachher, wenn es darum geht, alle Reserven wieder aufzufüllen. Ist das nicht der Fall, schöpft der Körper seine Energie aus den falschen Speichern. Und dann trainieren Sie definitiv an Ihrem Ziel vorbei!

Es gibt drei verschiedene Makronährstoffe, die unserem Körper Energie liefern können. Die Energie wird hier in Kilokalorien (kcal) pro Gramm (g) angegeben:

- **Kohlenhydrate:** ca. 4 kcal/g
- **Fette:** ca. 9 kcal/g
- **Eiweiße:** ca. 4 kcal/g

Kohlenhydrate

Kohlenhydrate sind unsere wichtigsten Energielieferanten: Fast die Hälfte der täglichen Energie sollten Sie daraus beziehen. Aber achten Sie darauf, Lebensmittel mit sogenannten leeren oder überflüssigen Kohlenhydraten zu vermeiden, etwa Weißbrot, Kekse, Chips und sehr viele Fertigprodukte. Denn diese sättigen kaum oder nur sehr kurzfristig, lassen den Blutzuckerspiegel in die Höhe schnellen und enthalten kaum Ballaststoffe. Dafür haben sie meistens einen

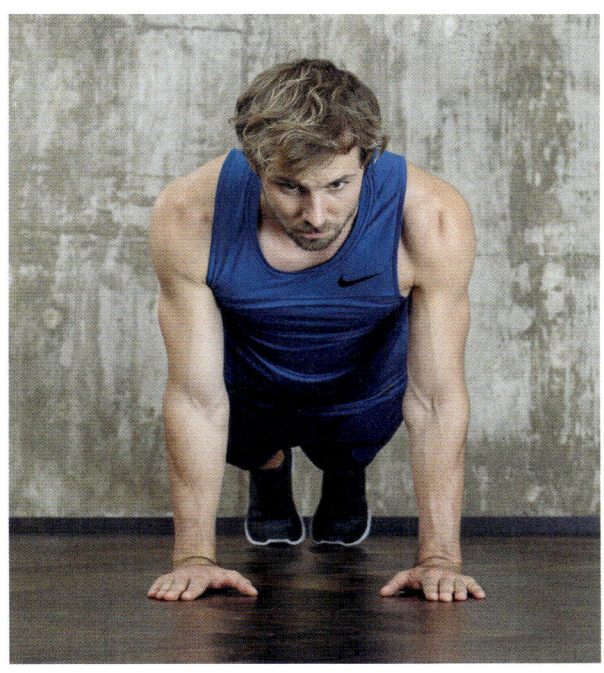

sehr hohen Zucker- und Fettgehalt. Kohlenhydrate, die der Körper nicht sofort verwerten kann, werden jedoch in Fette umgewandelt, denn so kann überschüssige Energie am besten gespeichert werden. Fettzellen bieten schön viel Platz!

Für den Körper ist es am gesündesten, wenn der größte Teil der Kohlenhydrate aus komplexen Zuckerketten, also Mehrfachzuckern, kommt, z. B. aus Kartoffeln, Getreide, Reis, Nudeln, Bananen, Haferflocken. Diese Nahrungsmittel sind auch perfekte Energiequellen für Ihr Fitnesstraining. Sie sorgen für eine langanhaltende Sättigung und beinhalten außerdem Vitamine und vor allem Ballaststoffe. Diese Faserstoffe sind Bestandteile der pflanzlichen Kohlenhydrate und für den Erhalt der Gesundheit unverzichtbar. Ballaststoffe unterstützen insbesondere die Verdauung, regulieren Blutzuckerspiegel und Sättigungsgefühl und bieten einen natürlichen Schutz vor Stoffwechsel- und Herz-Kreislauf-Erkrankungen. Ungefähr 45 Prozent unserer täglichen Nahrung sollten aus Kohlenhydraten bestehen, hauptsächlich und möglichst natürlich aus den vollwertigen, komplexen Zuckern.

Fette

Der Mensch sollte 30 % seines Energiebedarfsmit Fetten decken. Daher ist es nicht im Sinne einer gesunden und ausgewogenen Ernährung, den Fettkonsum drastisch zu reduzieren. Das wäre für unseren Körper genauso schädlich wie eine dauerhaft zu hohe Fettzufuhr. Fette sind nicht nur wichtig für die Polsterung der inneren Organe und die Kälteisolierung, sondern haben noch viele weitere wertvolle Funktionen, u. a. für den Zellaufbau und die Aufnahme von Vitaminen. Allerdings sollte die Auswahl der Fette mit Bedacht erfolgen, denn es gibt sowohl Fette, die sehr gut für unseren Körper sind, als auch Fette, die uns schaden und ernsthaft erkranken lassen können.

Gesund und wichtig sind Fette mit einem hohen Anteil an einfach und mehrfach ungesättigten Fettsäuren. Sie bieten einen natürlichen Schutz vor Herz-Kreislauf-Erkrankungen und senken das LDL-Cholesterin, das für zu hohe Cholesterinwerte verantwortlich ist. Diese Fette finden sich z. B. in Nüssen (ungeröstet), pflanzlichen Ölen wie Raps-, Oliven- oder Sonnenblumenöl, Fisch und allen Vollkornprodukten. Die für den Organismus schädlichen und gänzlich unnützen Fette haben einen hohen Anteil an gesättigten Fettsäuren, die nur eines tun: sich auf unseren Hüften oder in unseren Venen und Organen abzulagern. Übergewicht, Arteriosklerose und Bluthochdruck sind typische Folgen eines zu hohen Konsums an gesättigten Fettsäuren, die sich in Fleisch- und Milchprodukten, Fertiggerichten und Süßigkeiten wiederfinden. Um Ihre Blutfettwerte zu regulieren, ist es ratsam, so wenig Fertigprodukte wie möglich zu essen. Stattdessen sollten Sie zu frischen

Gesunder Start in den Tag: Vollkornbrot mit Frischkäse, Quark oder Hüttenkäse und selbstgemachter Marmelade, Honig oder Lachs als Topping

Produkten greifen und Ihre Mahlzeiten möglichst selbst zubereiten. So können Sie am besten steuern, was Sie Ihrem Körper zuführen.

Eiweiße

Sprechen wir nun über das wertvolle Eiweiß bzw. Protein. Ungefähr 25 Prozent unserer täglichen Kost sollten aus diesem Kraftstoff bestehen. Proteine sind ein lebenswichtiger Baustoff für unseren Organismus. Sie sind am Aufbau von Muskeln, Organen, Haut, Haaren und an allen Reparaturen im Körper beteiligt. Eiweiß besteht aus verschiedenen Aminosäuren, die teilweise vom Körper nicht selbst synthetisiert und gespeichert werden können, d. h., sie müssen mit der Nahrung aufgenommen werden. Je mehr dieser essentiellen Aminosäuren in einem eiweißhaltigen Produkt stecken, desto wertvoller ist es für den Körper. Man spricht dann von einer „biologischen Wertigkeit" Je höher diese Wertigkeit ist, desto besser kann der Körper das Nahrungseiweiß in körpereigenes Eiweiß umwandeln.

Eine sehr hohe biologische Wertigkeit besitzt z. B. die Kombination von Kartoffeln und Quark oder Kartoffeln und Ei. Deshalb sind ein klassisches Bauernfrühstück oder eine Ofenkartoffel ausgezeichneten Mahlzeiten, denn sie versorgen den Körper optimal mit Eiweißen.

Tierisches Eiweiß kann von unserem Körper besser aufgenommen werden, jedoch hat pflanzliches Eiweiß den großen Vorteil, keine tierischen Fette zu beinhalten, die den Organismus in großen Mengen unnötig belasten. Tierische Eiweiße sind in allen Milch-, Ei- und Fleischprodukten enthalten. Pflanzliche Proteine stecken in Nüssen, Hülsenfrüchten, Samen und Getreideprodukten.

Ideale Mahlzeiten für den Muskelaufbau

- Ofenkartoffel mit Kräuterquark
- Bratkartoffeln mit Spiegelei
- Salzkartoffeln mit Fisch oder Geflügel
- Haferflocken mit Milch oder Hafermilch
- Joghurt mit Honig und Nüssen
- Rührei mit Bohnen und Gemüse
- Vollkornbrot mit Kräuterquark und rohem Schinken
- Hüttenkäse mit Tomaten, Walnüssen und Basilikum
- Süßkartoffelecken aus dem Ofen mit Schmand

Nahrungsergänzungsmittel

In der Regel benötigt ein gesunder Mensch, der sich ausgewogen ernährt, keine Nahrungsergänzungsmittel. Dennoch gibt es ein riesiges Angebot an Pulvern, Pillen und anderen Mitteln, die die Leistungsfähigkeit steigern sollen. Vor allem Proteinpulver oder Proteinriegel werden zur vermeintlichen Steigerung des Muskelaufbaus reichlich angeboten. Proteinpulver sind geschmacksneutrale Aminosäuren, die in erster Linie einem Eiweißdefizit entgegenwirken sollen. Das darin enthaltene, isolierte Eiweiß wird vom Körper schneller aufgenommen als das in gewöhnlicher Nahrung enthaltene Eiweiß. Das führt dazu, dass die Aminosäuren in solchen Shakes vom Körper eher zur Energiegewinnung verwendet werden als für den Aufbau von Muskelmasse. Die erwünschten Muskelberge bleiben also aus. Schlimmstenfalls legen Sie damit zwar an Gewicht zu, aber nicht an Muskeln. Bereiten Sie sich daher am besten Ihren eigenen, bekömmlichen und gesunden Eiweiß-Cocktail zu, bestehend aus griechischem Joghurt (10 % Fett), Honig und Walnüssen.

Außerdem enthalten Nahrungsergänzungsmittel häufig sehr viele Zusatzstoffe. Aromen, Geschmacksverstärker, Bindemittel u. ä. sollen das Produkt schmackhaft und haltbar machen. Fazit: Wir wissen nicht, was eigentlich in diesen Präparaten steckt, und in der Regel bieten sie nicht den versprochenen Nutzen, weil der Körper die darin enthaltenen Eiweiße nicht speichern oder nur schlecht resorbieren kann.

> Ein gesunder Mensch benötigt ca. 0,8 bis 1,2 Gramm Eiweiß pro Kilogramm Körpergewicht täglich. Das gilt auch für Fitnesssportler. Nur Leistungs- und Profisportler benötigen etwas mehr, nämlich bis zu 2 Gramm Eiweiß pro Kilogramm Körpergewicht am Tag.

Gleiches gilt im Prinzip auch für sogenannte Sportler-Getränke. Eine Supplementierung mit Mineral- oder Vitamintabletten ist nicht zwingend nötig, solange kein definitiver Mangel besteht. Bei der Flüssigkeitszufuhr sind vielmehr die Konzentration und Verteilung der Mineralstoffe ausschlaggebend. Hypotone oder isotonische Getränke wie Mineralwasser oder Saftschorlen (Mischverhältnis 1:3) eignen sich bestens, um den durch Schwitzen entstehenden Flüssigkeitsverlust auszugleichen. Die Elektrolyte-Konzentration dieser Getränke sorgt für eine optimale Resorption, d.h., die Elektrolyte können schnell, auch während des Trainings, aus dem Darm aufgenommen und verarbeitet werden, ohne den Stoffwechsel noch zusätzlich zu belasten, wie es hingegen bei hypertonen Flüssigkeiten wie Limonaden, Saft oder Energiegetränken der Fall ist. Diese entziehen den Körperzellen die lebenswichtige Flüssigkeit.

> Ideale Sportgetränke sind Mineralwasser oder leichte Saftschorlen, etwas kühler als die Außentemperatur, in kleinen Schlucken getrunken.

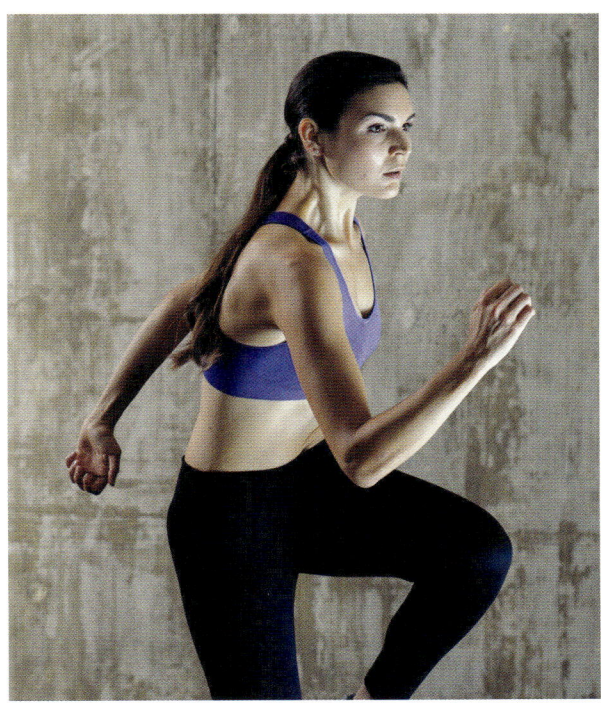

Da unser Körper via Harn, Haut, Stuhl und Lunge permanent Wasser abgibt, müssen wir für eine regelmäßige Zufuhr an Flüssigkeit sorgen. Das Institut für Ernährung empfiehlt 2 bis 2,5 Liter täglich. Das kann natürlich individuell variieren. Es gibt jedoch in der Regel kein Zuviel an Flüssigkeit. Daher bleibt eine Zufuhr über dem Bedarf auch ohne Folgen, außer dass Sie häufiger die Toilette aufsuchen müssen, denn unser Organismus ist so clever, dass er im Falle einer Überversorgung einfach vermehrt Flüssigkeit über die Niere ausscheidet. Manche Sportler trinken weniger, um das Training nicht durch lästige Toilettenbesuche zu unterbrechen, oder weil sie weniger schwitzen wollen. Diese Milchmädchenrechnung geht aber leider nicht auf, denn Sportler, die mehr trinken, schwitzen tatsächlich weniger, weil Wärme über die Schweißverdunstung abgegeben werden muss. Außerdem ist ein konstantes Flüssigkeitsdefizit nicht nur gefährlich, sondern vor allem auch ein Leistungskiller. Unser Körper ist ohne ausreichende Flüssigkeitsversorgung nicht leistungsfähig und produziert weniger Energie. Das gilt im Training wie im Alltag.

PRAKTISCHE TIPPS

TRAININGSKLEIDUNG

Es ist keine innovative Funktionskleidung nötig, um effektiv zu trainieren. Vielmehr sollte ausschlaggebend sein, wie gut Sie sich in Ihrer Trainingskleidung bewegen können.

Bei den Schuhen ist es ratsam, Sportschuhe zu wählen, die genügend Stabilität und etwas Dämpfung bieten. Es spricht zwar nichts dagegen, barfuß zu trainieren, aber

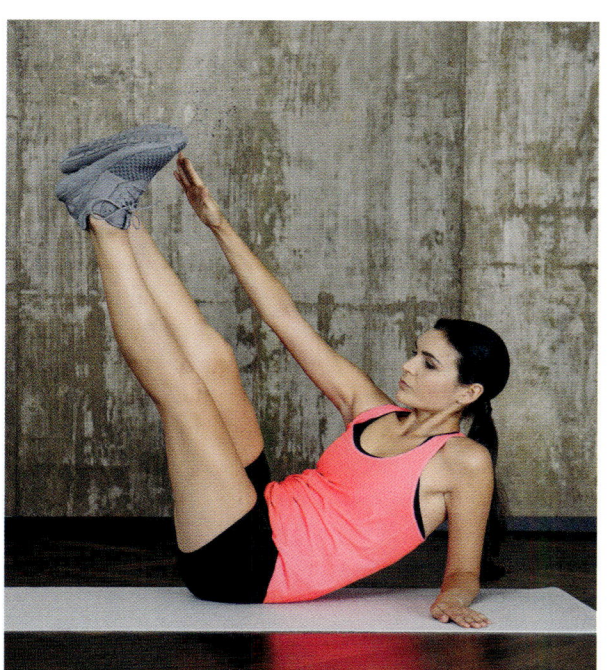

bei allen Sprungbewegungen sollten Sie immer festes Schuhwerk tragen, vor allem als Anfänger.

TRAININGSTIEF

Jeder kennt es, jeder fürchtet es! Aber es gibt ein paar Strategien, schnell wieder aus dem Tief herauszukommen oder es gar nicht erst dazu kommen zu lassen.

Für Abwechslung sorgen
Damit beugen Sie langweiliger Monotonie und Frust durch Trainingsstillstand vor: Stellen Sie sich Ihr Übungsprogramm möglichst abwechslungsreich zusammen und trainieren Sie nicht immer nur die gleichen Muskelgruppen.

Vorbereitet sein
Wenn Sie bereits aus Erfahrung wissen, dass nach einem Urlaub ein Tief droht, weil Sie für einige Tage oder Wochen auf Ihr gewohntes Training verzichten mussten: Überlegen Sie sich vor dem Urlaub einige Übungen, mit denen Sie den Trainingsstand so gut wie möglich halten können.

Belohnung
Wenn gar nichts mehr geht, dann müssen wir unser Belohnungssystem aktivieren, das funktioniert so gut wie immer: Kaufen Sie sich neue Trainingskleidung oder neue Geräte, damit macht das Training gleich wieder viel mehr Spaß!

MOTIVATIONSTIPPS

Auch ohne in ein richtiges Tief zu geraten, kann es hin und wieder schwer werden, sich immer neu zu motivieren. Hier kommen ein paar Motivationstipps:

Erfolge feiern
Warum nicht auch die körpereigene Glücksproduktion nutzen: Freuen Sie sich ausgiebig darüber, wenn Sie im Training einen Liegestütz mehr schaffen oder bei bislang anstrengenden Übungen mühelos durchhalten.

Vertrag
Schließen Sie einen Vertrag mit sich selbst und sorgen Sie dafür, dass Sie diesen regelmäßig im Blick haben. Hängen Sie ihn an den Kühlschrank oder die Wohnungstür. Wichtig ist auch, dass Ihr Vorhaben so konkret wie möglich formuliert ist, inklusive der Trainingszeiten.

Mit Partner trainieren
Zu zweit macht das Training deutlich mehr Spaß – und meistens ist einer von beiden motiviert und kann den anderen mitziehen. Sie können sich zudem bei schwierigen Übungen unterstützen und jeweils die Haltung des anderen korrigieren, wenn nötig.

Musik
Musik an, Welt aus! Blenden Sie alles Störende aus und konzentrieren Sie sich voll und ganz auf das Training und Ihr Ziel. Außerdem: Wenn Sie beim Training Ihre Lieblingsmusik hören, sorgt das von Anfang an für gute Laune. Stellen Sie sich am besten eine Playlist zusammen, die genau auf Ihre Trainingsdauer abgestimmt ist.

BIORHYTHMUS

Sind Sie eher eine Eule oder eine Lerche, also sind Sie eher am Abend oder eher am Morgen fit? Danach sollten Sie Ihren Zeitplan einrichten. Es bringt absolut nichts, wenn Sie sich vornehmen, morgens vor der Arbeit zu trainieren, wenn Sie eigentlich erst ab dem späten Vormittag langsam leistungsfähig werden und abends zu Höchstformen auflaufen – oder umgekehrt. Auch wenn es noch so gut in den Zeitplan zu passen scheint: Wenn Sie Ihren Biorhythmus ignorieren, werden Sie Ihr Training nicht lange durchhalten oder es stets als quälend empfingen.

TRAININGSPLANUNG

Neben Ihrem persönlichen Biorhythmus sollten Sie noch folgende Punkte berücksichtigen: Haben Sie auch am Wochenende Zeit, dann sollte eine Trainingseinheit auf jeden Fall am Samstag oder Sonntag stattfinden. Sind Sie gerne draußen unterwegs, dann wäre es eine lohnende Überlegung, das Training auch unter freiem Himmel durchzuführen. Das unterstützt Ihre Motivation (vielleicht freut sich Ihr Hund auch darüber) und sorgt für ein beispielloses Glücksgefühl nach dem Training.

TRAININGSZEIT

Generell ist der Körper zwischen 9 und 11 Uhr und dann wieder zwischen 16 und 19 Uhr am leistungsfähigsten. Die Zeit am Nachmittag ist optimal für ein

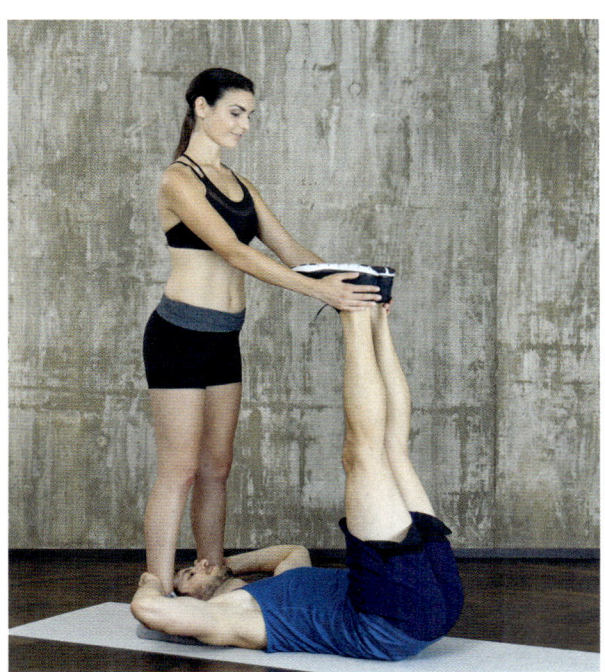

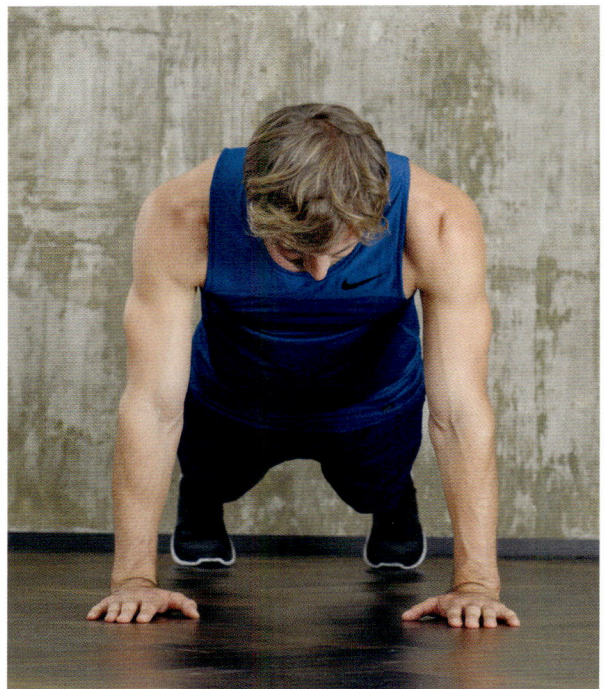

gehalten. Dadurch erhöht sich der Druck im Bauch- und Brustraum, und die Blutzirkulation wird unterbrochen. Oft zeigt sich die Pressatmung durch einen roten, angeschwollenen Kopf. Diese Atemtechnik ist nur im Maximalkrafttraining hilfreich – und ausschließlich dann, wenn sie korrekt beherrscht wird. Ansonsten kann sie besonders für Menschen mit einem hohen Blutdruck sehr gefährlich werden.

Grundsätzlich gilt: Atmen Sie immer bei den Belastungen aus und in der Entlastung ein.

TRAINING NACH DER BORGSKALA

Die Intensität einer Übung lässt sich sehr gut mithilfe der sogenannten Borg-Skala ermitteln und steuern. Bei diesem Bewertungsverfahren können Sie Ihr persönliches Anstrengungsempfinden auf einer Skala von 0 bis 10 selbst einstufen. Die Zahlen bedeuten einen jeweils persönlichen Intensitätsgrad, nämlich:

0 bis 3	kaum anstrengend
4 bis 6	mäßig anstrengend
7 bis 9	sehr anstrengend
10	zu schwer/nicht mehr durchführbar

intensives und technisch anspruchsvolles Training, weil alle Funktionen in einem Top-Modus sind. Ab ca. 20 Uhr fährt der Körper seine Funktionen wieder herunter, um sich auf die Schlafphase vorzubereiten. Wenn Sie also nicht zu den Eulen gehören, könnte ein spätes intensives Training zu Schlafstörungen führen.

Doch jenseits aller Theorie hängt es in erster Linie von Ihrem Körper und natürlich von Ihrer Arbeitszeit ab, wie und wann Sie am besten trainieren. Wenn die günstigste Trainingszeit mit der Arbeitszeit kollidiert oder Sie in der Woche kaum Zeit für ein Training haben, verschieben Sie die längeren Einheiten auf das Wochenende und beschränken sich in der Woche auf kurze Einheiten von 5, 10 oder 15 Minuten.

DAS RICHTIGE ATMEN

Wichtig ist vor allem, dass Sie bei den Übungen gleichmäßig atmen und nicht etwa die Luft anhalten oder eine Pressatmung aufbauen. Bei der Pressatmung wird bewusst der Kehlkopf bei der Ausatmung geschlossen

In Ihrem Trainingsprogramm solle der Wert auf Ihrer Borg-Skala möglichst zwischen 5 und 8 liegen. Am besten bewerten Sie den Intensitätsgrad jeder Übung, nachdem Sie sie zum ersten Mal ausgeführt haben. Diesem Grad entsprechend können Sie die Wiederholungszahl anpassen. Wenn Sie eine Übung mit 7 bewerten, reicht die angegebene Wiederholungszahl völlig aus. Liegt die Zahl deutlich unter 7, können Sie einen zweiten Durchgang der Übung oder eine intensivere Variante in Angriff nehmen. Liegt der Intensitätsgrad höher, führen Sie weniger Wiederholungen aus – und nehmen Sie sich genügend Zeit, um die Übung zu erlernen und zu trainieren.

MUSKELKATER

Ein Muskelkater wird häufig durch ein zu intensives Training oder neue Bewegungen, die dem Körper noch fremd sind, verursacht. Der Schmerz entsteht durch Miniverletzungen und Risse in den kleinsten Muskelstrukturen. Es dauert in der Regel 2 bis 3 Tage, bis er wieder verschwindet. In dieser Zeit sollte der schmerzende Muskel nicht beansprucht werden, damit er vollständig regenerieren kann. Leichte und ausdauernde Bewegungen, wie Walking, Schwimmen oder Fahrradfahren, sind jedoch trotz Muskelkater möglich und sogar sinnvoll.

ERKRANKUNGEN

Wenn Ihr Körper durch eine Erkältung oder einen Virus geschwächt ist, bitte immer bedenken, dass er alle Reserven und Kraft zur Genesung benötigt. Sie sollten in dann in keinem Fall Sport treiben. Ein Training löst zusätzlichen negativen Stress aus, den der Körper nicht abwehren kann. Das gilt übrigens auch für den Wiedereinstieg nach einer Krankheit: Wenn Sie mit dem Training zu früh und zu intensiv beginnen, kann das noch schwerwiegendere Schäden verursachen. Versuchen Sie daher Ihr Trainingspensum langsam, kontrolliert und vor allem so dosiert wie möglich wieder aufzunehmen. Der Trainingspuls ist dafür ein grobes, aber schnelles Anzeichen: Geht der Puls bereits beim Aufwärmen sehr schnell nach oben oder explodiert regelrecht, dann ist das ein klares Zeichen, dass der Körper noch nicht bereit für die Belastung ist.

Bei leichten Erkältungen, Schnupfen oder Magenverstimmungen ist – wenn überhaupt – nur ein sehr leichtes Training wie Walken, Fahrradfahren oder sanfte Gymnastik zu empfehlen. Besser ist jedoch eine Trainingspause.

Absolute Kontraindikationen, die ein Training regelrecht verbieten, sind auf jeden Fall Fieber, krampfartige Schmerzen, große Entzündungsherde und jede Art von akuter Immunschwäche. Bitte vor dem Training, besonders wenn Sie sich unsicher sind, einen Arzt konsultieren und Rücksprache halten. Auch bei der Einnahme von Antibiotika, so schwer es auch fallen mag, sollte bis zum Ende der Einnahme pausiert werden.

AKUTE VERLETZUNGEN

Wenn Sie sich während des Trainings verletzen, brechen Sie bitte sofort das Training ab und beobachten Sie die Verletzung. Wenn sich Schwellungen oder Verfärbungen zeigen, wenn Sie starke oder anhaltende Schmerzen haben oder sich gar Taubheitsgefühle einstellen, sollten Sie sofort einen Arzt aufsuchen. Bei Prellungen, Stauchungen oder Zerrungen ist schnelle Hilfe und Behandlung enorm wichtig.

Dabei sollten Sie immer nach dem **PECH**-Prinzip vorgehen:
P = pausieren
E = mit Eis kühlen
C = Compression = Verband anlegen
H = verletztes Körperteil hochlagern

TRAINING MIT DIESEM BUCH

Der Übungsteil beginnt mit dem Warm-up und schließt mit dem Dehnprogramm. Beides sollte Bestandteil jedes Trainings sein.
Sie finden zu jeder Übung Angaben, welche Muskeln beansprucht werden, ob Material erforderlich ist und wie viele Wiederholungen pro Durchgang auszuführen sind bzw. wie lange ein Durchgang dauern sollte.

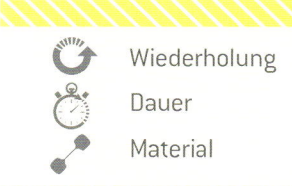

Wiederholung

Dauer

Material

Jede Übung wird in einer kurzen Einleitung vorgestellt, dann werden Ausgangsposition und Ausführung genau beschrieben und mit Fotos dargestellt.

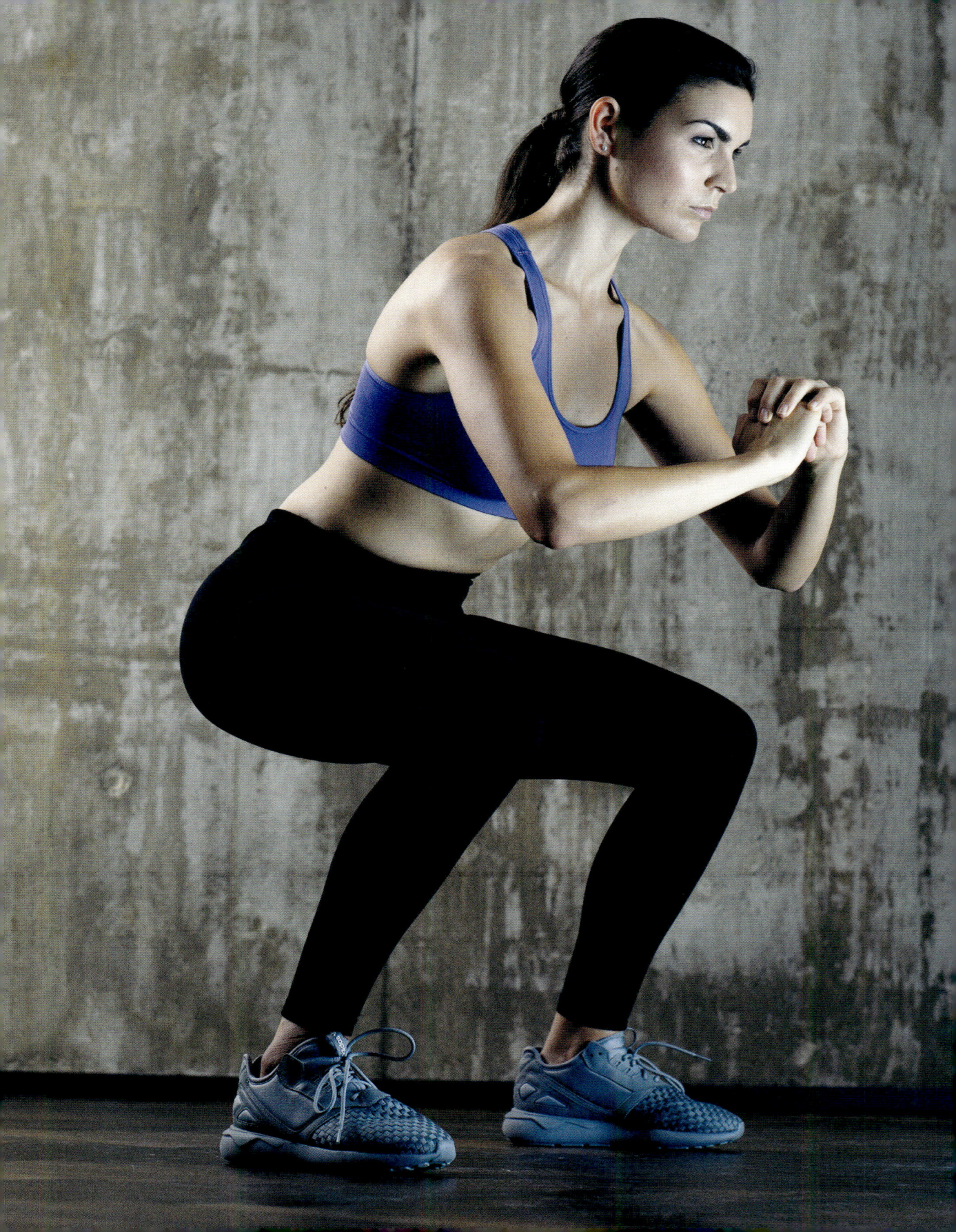

WARM-UP

SPIDER SQUAT

Der Squat eignet sich sehr gut zum Aufwärmen, weil alle großen Muskelgruppen beteiligt sind. Er kann in Kombination mit einem Sprung noch dynamischer ausgeführt werden.

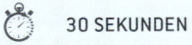 30 SEKUNDEN

MUSKELGRUPPEN: BEINE, PO

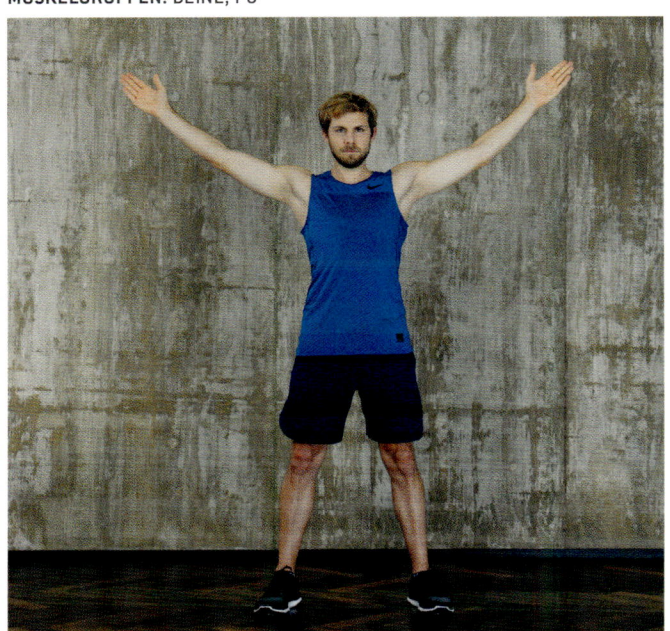

AUSGANGSPOSITION

* Aufrechter Stand.
* Die Beine sind weit geöffnet.
* Die Füße leicht nach außen gedreht.
* Die Arme sind ausgebreitet und nach oben ausgestreckt.
* Der Körper bildet ein X.

AUSFÜHRUNG

* Die Beine beugen, also in die Knie gehen und dabei den Oberkörper so gerade wie möglich nach vorn absenken.
* Dabei geht der Po weit nach hinten, als würde man sich setzen wollen.
* Das Gewicht ist auf den Fersen.
* In der Bewegung die Arme überkreuzt zu den Füßen führen.
* Die Hände sind ausgestreckt, die Finger zeigen zu den Knöcheln.

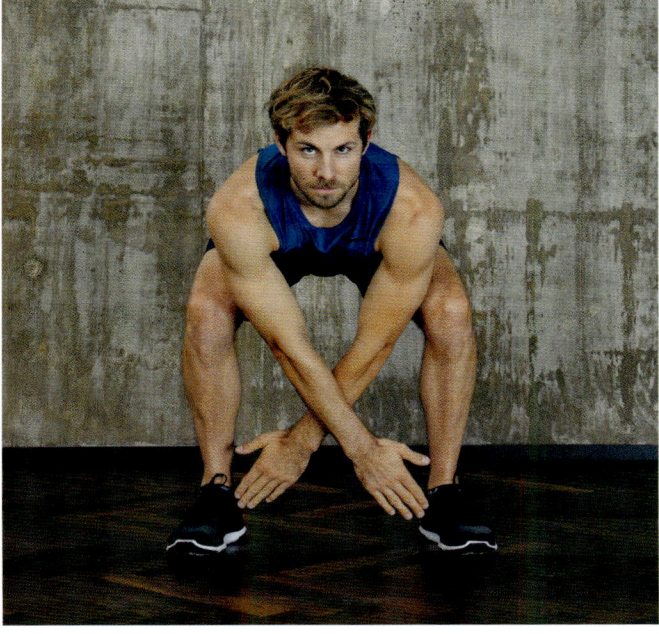

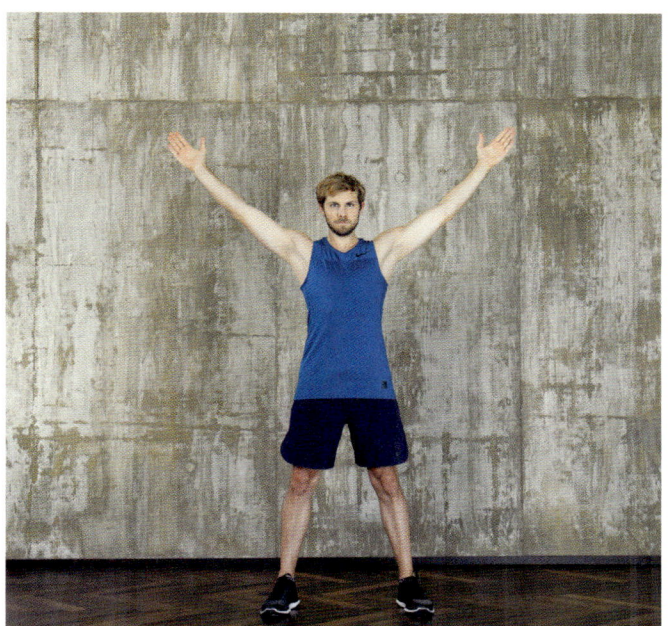

- Anschließend den gesamten Körper wieder strecken und zurück in die X-Position kommen.

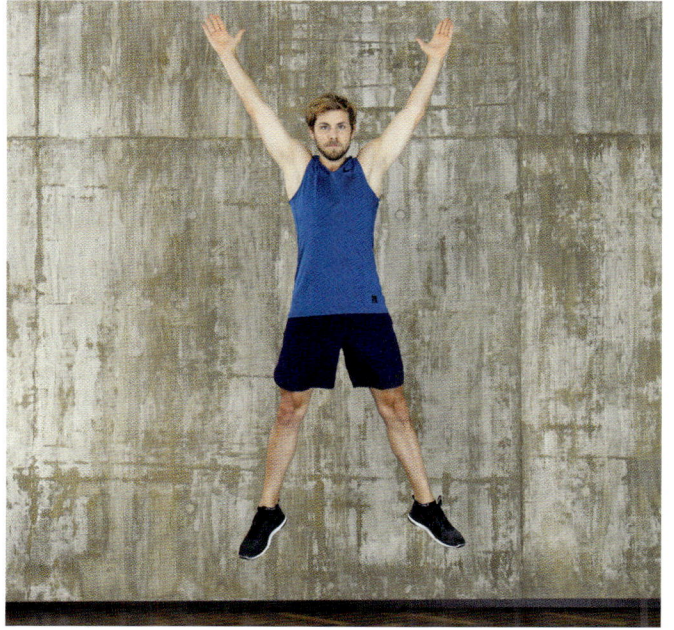

TIPP
Für Fortgeschrittene: Mit der Streckbewegung kraftvoll nach oben springen.

TWIST JUMP

Diese Sprungbewegung beansprucht besonders die Fuß- und Beinmuskulatur, aber auch alle anderen Muskelgruppen kommen zum
Einsatz.

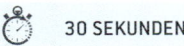 30 SEKUNDEN

MUSKELGRUPPEN: FÜSSE, BEINE, BAUCH

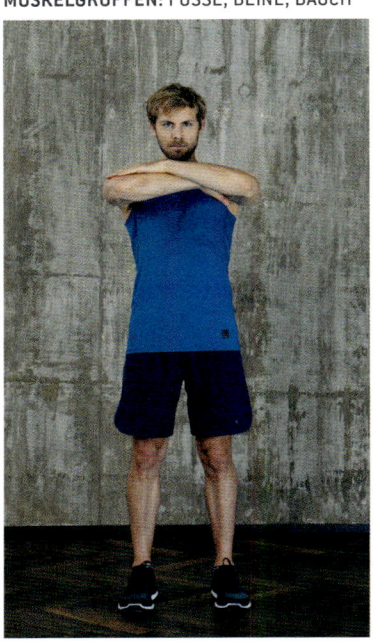
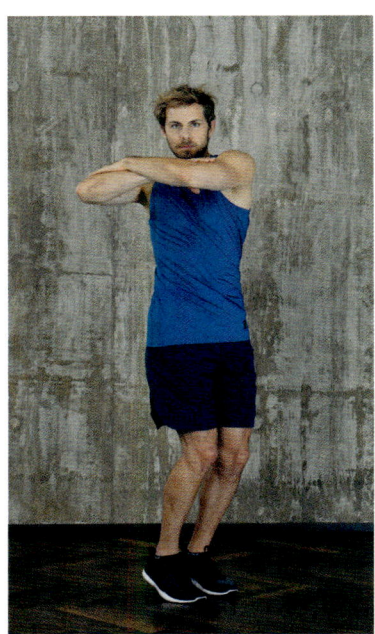
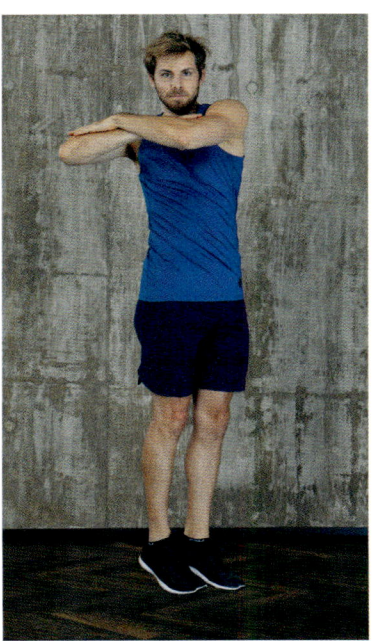
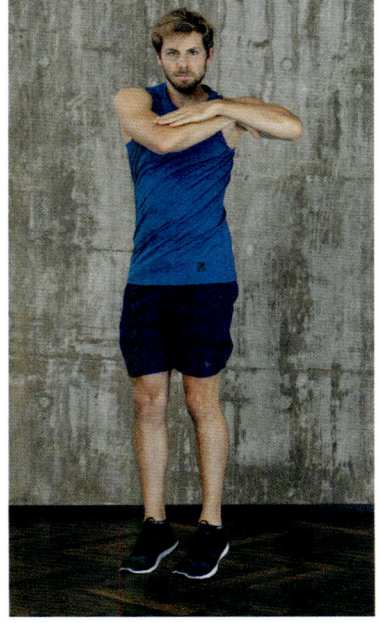

AUSGANGSPOSITION

- Aufrechter Stand.
- Die Beine sind leicht geöffnet.
- Die Fußspitzen zeigen nach vorn.
- Die Arme sind vor der Brust ange-
  winkelt.
- Die Hände berühren den jeweils
  anderen Ellbogen.

AUSFÜHRUNG

- Langsam beginnen, in den Beinen
  zu federn.
- Die Arme und den Oberkörper dabei
  in die eine, Becken und Knie in die
  andere Richtung bewegen.
- Dann eine Sprungbewegung
  hinzufügen: Aus dem Stand gerade
  nach oben springen und dabei den
  Körper im Sprung leicht verdre-
  hen: Becken und Füße nach links
  bewegen, die Schultern und die
  Ellbogen gleichzeitig nach rechts.
  Und andersherum.
- Die Arme bleiben immer auf Brusthöhe.

KICKS

 20

Mit dieser Übung werden die vordere und die hintere Oberschenkelmuskulatur aktiviert. Außerdem ist hier auch das Gleichgewicht gefragt.

MUSKELGRUPPEN: OBERSCHENKEL

AUSGANGSPOSITION

- Aufrechter Stand.
- Der rechte Fuß mit der Fußspitze aufgestellt.
- Die Arme sind auf Schulterhöhe gerade zur Seite ausgestreckt.
- Der Oberkörper ist aufrecht und der Blick geradeaus gerichtet.
- Am besten auf Augenhöhe einen Punkt fixieren, um das Gleichgewicht besser halten zu können.

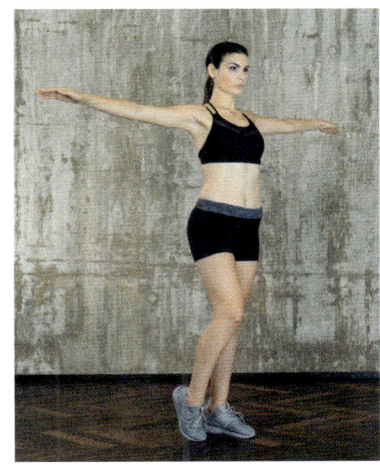
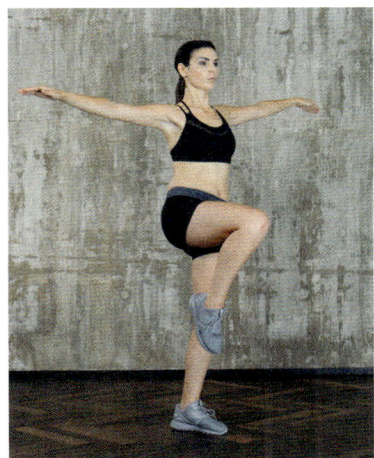

AUSFÜHRUNG

- Nun das rechte Bein angewinkelt anheben und in der Luft nach vorn ausstrecken, d. h. eine Kickbewegung ausführen.
- Immer wieder kicken und dabei mit jedem Kick ein bisschen höher kommen.
- Zwischen den Kicks die Fußspitze wieder kurz aufstellen oder das Bein in der Luft halten.
- Die Arme bleiben die ganze Zeit ausgestreckt auf Schulterhöhe.

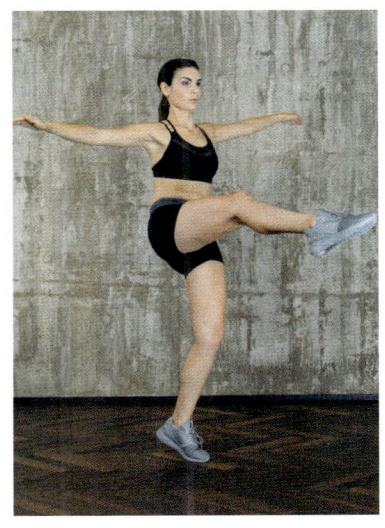

RAUPE

Auch das ist eine ideale Aufwärmübung, weil sie alle Muskelgruppen aktiviert und zudem eine gewisse Beweglichkeit erfordert. Durch die Stützposition wird die Stabilität der Körpermitte gefördert.

🕑 1 MINUTE

MUSKELGRUPPEN: GESAMTER KÖRPER

AUSGANGSPOSITION

- Aufrechter Stand am Anfang der Matte.
- Aus dem Stand nach vorn beugen und die Finger-spitzen vor den Füßen auf den Boden aufsetzen.
- Die Beine dabei nur so weit strecken, wie die Beweg-lichkeit es zulässt, sonst leicht beugen.
- Achtung: Führen Sie die Bewegung so aus, dass Sie mit den Händen den Boden erreichen, ohne dass Sie Schmerzen in den Beinen haben.

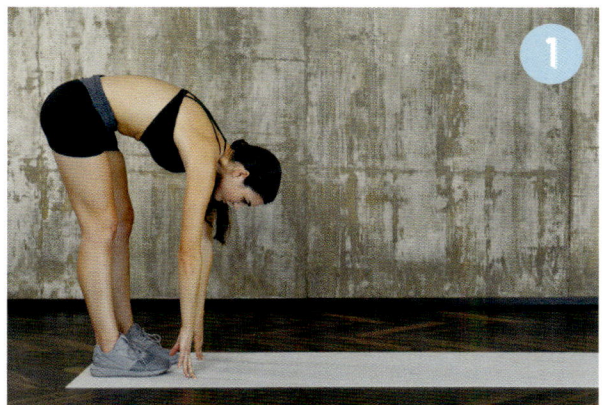

AUSFÜHRUNG

- Langsam eine Hand vor die andere setzen, also mit den Händen nach vorn „laufen", bis eine Liegestütz-position erreicht ist.
- Die Füße bleiben dabei auf der Ausgangsposition stehen.
- Anschließend mit den Füßen zu den Händen laufen, Schritt für Schritt.
- Nun den Ablauf rückwärts durchführen:
- Die Füße Schritt für Schritt nach hinten setzen, bis wieder die Liegestützposition erreicht ist.
- Danach die Hände zurücksetzen.

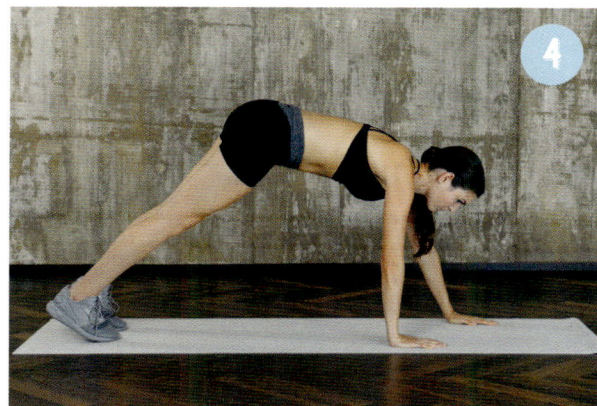

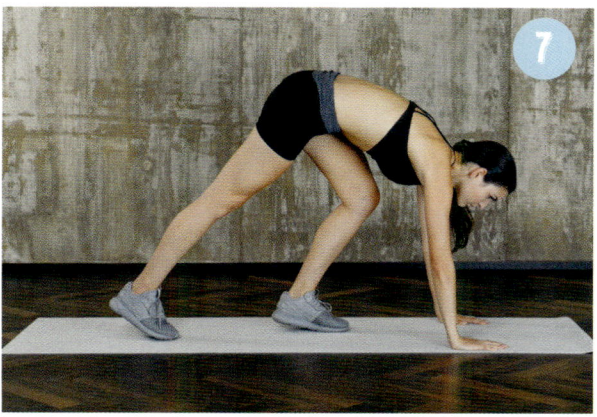

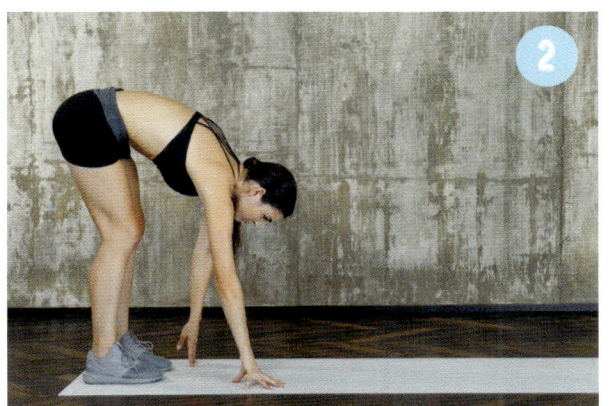

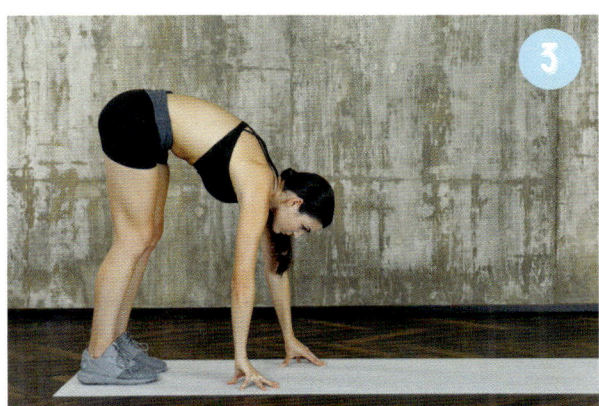

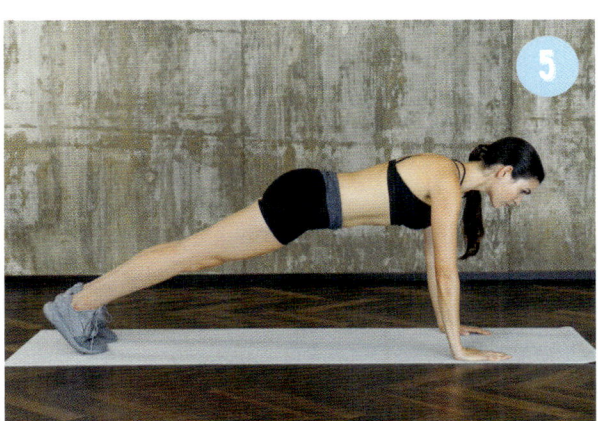

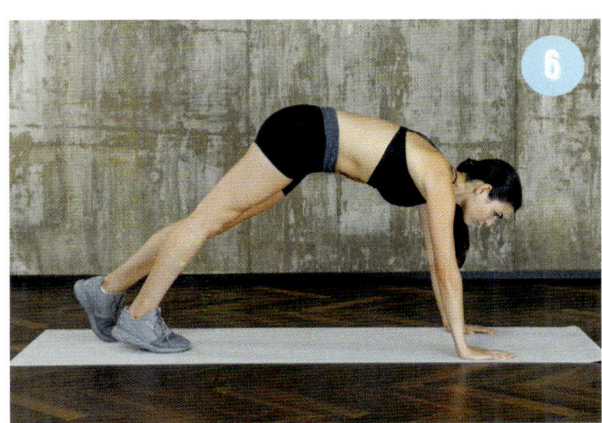

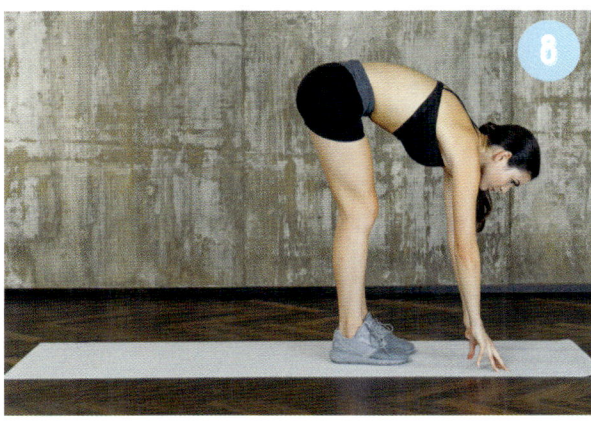

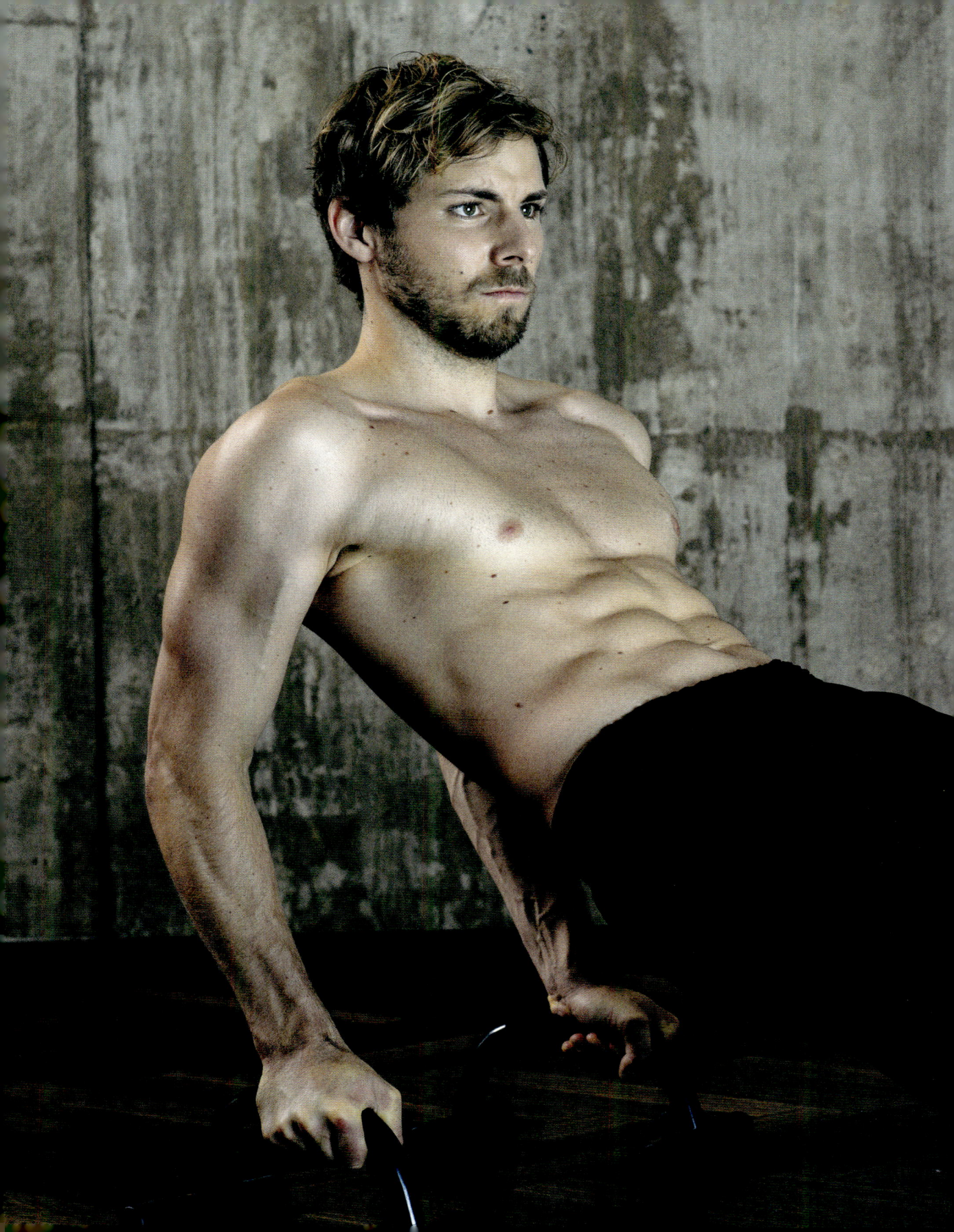

SIXPACK

TRAINING

BEINE SENKEN

Diese Übung stärkt die gesamte gerade Bauchmuskulatur, vor allem im unteren Bereich. Sie ist sehr intensiv und erfordert eine gut kontrollierte Position der Lendenwirbelsäule.

 15

MUSKELGRUPPEN: GERADE BAUCHMUSKELN

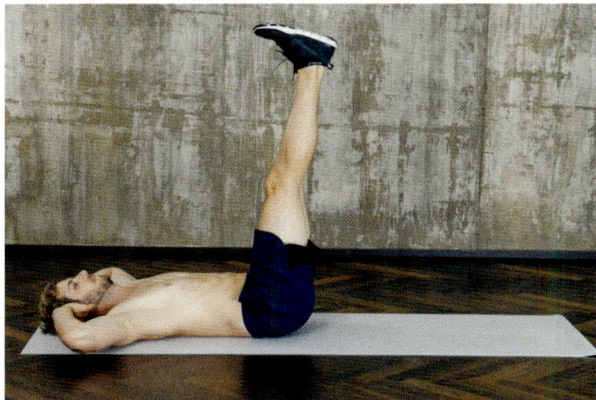

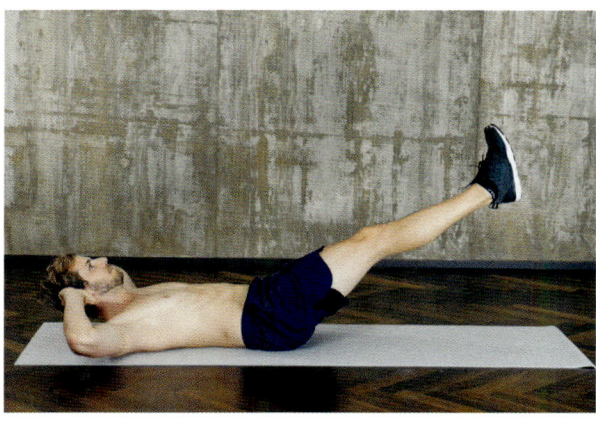

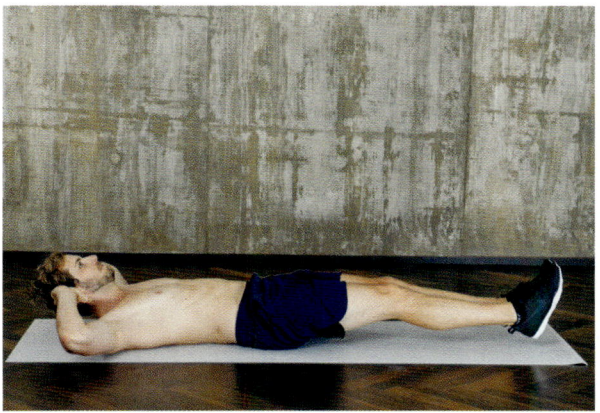

FÜR FORTGESCHRITTENE

AUSGANGSPOSITION

- Rückenlage.
- Die Beine sind geschlossen und ausgestreckt nach oben angehoben.
- Die Füße sind in Höhe der Hüfte.
- Die Arme sind in Kopfhöhe angewinkelt, die Hände liegen hinter dem Kopf.
- Die Ellbogen zeigen nach außen und sind leicht vom Boden abgehoben.

AUSFÜHRUNG

- Den Kopf anheben und entspannt in den Händen liegen lassen.
- Der Blick ist zu den Knien gerichtet.
- Nun die Beine langsam Richtung Boden senken, aber nicht ablegen.
- Dabei unbedingt darauf achten, dass der untere Rücken weiter auf dem Boden aufliegt. Es soll keine Lücke zwischen Boden und unterem Rücken entstehen.
- Anschließend die Beine wieder anheben.
- Nicht vergessen zu atmen!

TIPP

Wer schon von Natur aus ein ausgeprägtes Hohlkreuz hat, senkt seine Beine entweder nur so weit, dass der untere Rücken am Boden bleibt, oder beugt die Beine etwas mehr.

CRUNCH AUF DEM BALL

Neben der Bauchmuskulatur wird hier durch die instabile Position auf dem Ball auch die Rumpfmuskulatur beansprucht. Durch die ausgeprägte Abrollbewegung ist die Muskulatur zudem länger in Arbeit.

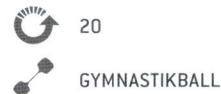

20

GYMNASTIKBALL

MUSKELGRUPPEN: GERADE BAUCHMUSKELN

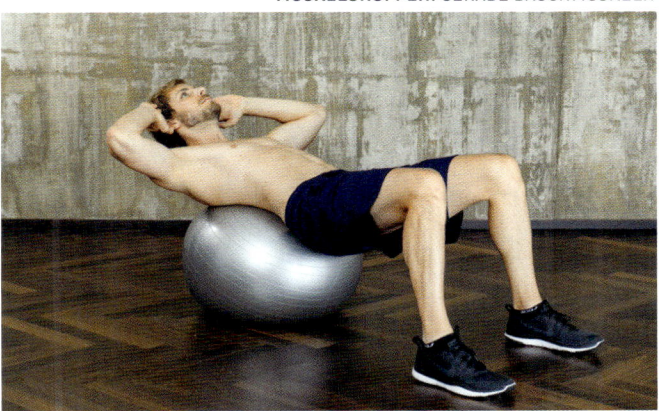

AUSGANGSPOSITION

- Aus dem Sitz auf dem Ball mit den Füßen nach vorn gehen und dabei abrollen, sodass nur noch der untere Rücken auf dem Ball aufliegt.
- Die Schultern sind frei.
- Der Rücken ist in einer Linie, so gerade wie möglich.
- Die Arme sind angewinkelt, die Fingerspitzen liegen locker an den Kopfseiten.
- Die Ellbogen zeigen nach außen.
- Die Füße stehen auf dem Boden.

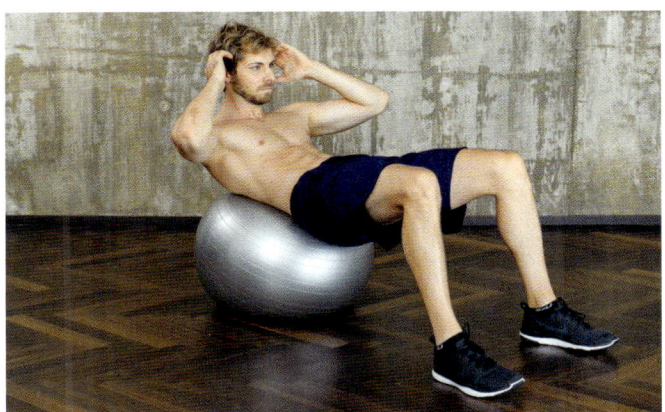

AUSFÜHRUNG

- Den Oberkörper leicht aufrichten, wie beim klassischen Crunch, dabei aber den Ball nicht verlassen, also im Prinzip entlang des Balls aufrollen.
- Anschließend wieder abrollen.
- Die Ellbogen bleiben stets nach außen gerichtet (nicht nach vorn.)
- Beim Abrollen das Kinn Richtung Brust halten.
- Die Hände liegen nur locker am Kopf. Es wird kein Zug auf Kopf oder Nacken ausgeübt.
- Die Ellbogen zeigen immer nach außen.

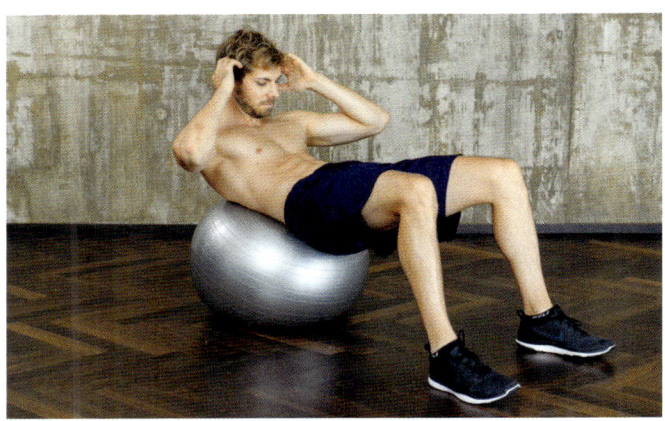

SEITSTÜTZ MIT KETTLEBELL

Dies ist eine Übung, die in ihrer Reinform die gesamte Körperseite trainiert und dem Rumpf mehr Stabilität verleiht. Der Kettlebell-Einsatz erhöht den Intensitätsgrad und fordert die Armmuskulatur.

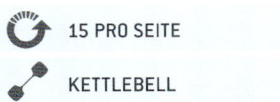

15 PRO SEITE

KETTLEBELL

MUSKELGRUPPEN: SCHRÄGE UND SEITLICHE BAUCHMUSKULATUR, ARME

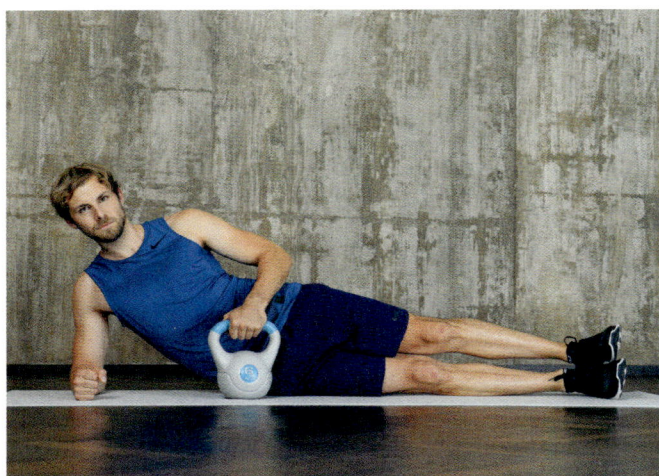

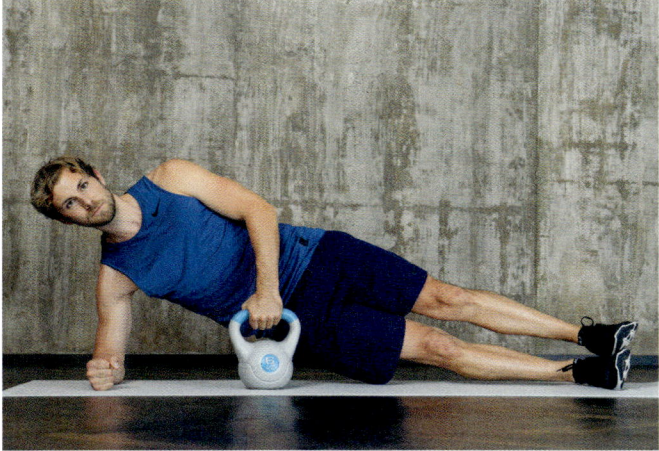

FÜR FORTGESCHRITTENE

AUSGANGSPOSITION

- Seitenlage.
- Der untere Arm ist angewinkelt. Der Unterarm liegt auf dem Boden.
- Die Hand ist zur Faust geballt und zeigt vom Körper weg.
- Der Ellbogen ist unter der Schulter.
- Der Kettlebell liegt vor dem Körper, ungefähr in Hüfthöhe.
- Der obere Arm ist ebenfalls angewinkelt, die Hand greift den Kettlebell.
- Das Becken liegt auf dem Boden.
- Die Beine sind gerade ausgestreckt und liegen übereinander.

AUSFÜHRUNG

- Das Becken anheben, sodass nur noch Arm und Füße auf dem Boden sind.
- Der Oberkörper ist in einer Linie.
- Nun den Kettlebell mit leicht gebeugtem Arm anheben, zunächst bis auf Brusthöhe, dann weiter bis über den Kopf hinaus.
- Anschließend wieder senken.
- Die Bewegung langsam und kontrolliert ausführen, den Kettlebell nicht reißen oder mit Schwung anheben.
- Das Becken bleibt die ganze Zeit oben.
- Die Schulter ist möglichst weit vom Ohr entfernt.
- Der Kopf bildet die Verlängerung des Rumpfes.
- Danach die Übung zur anderen Seite ausführen.

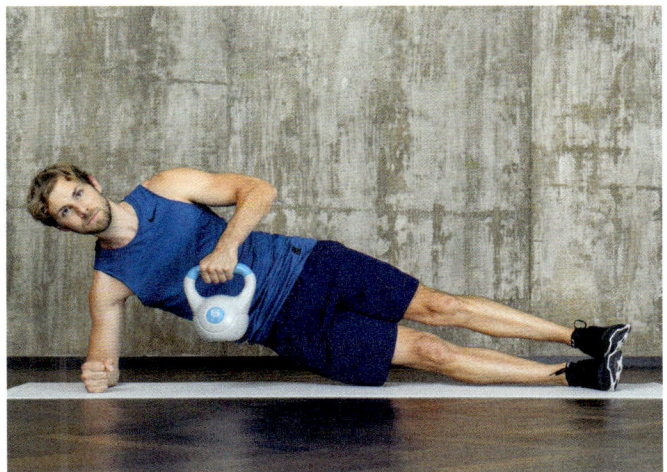

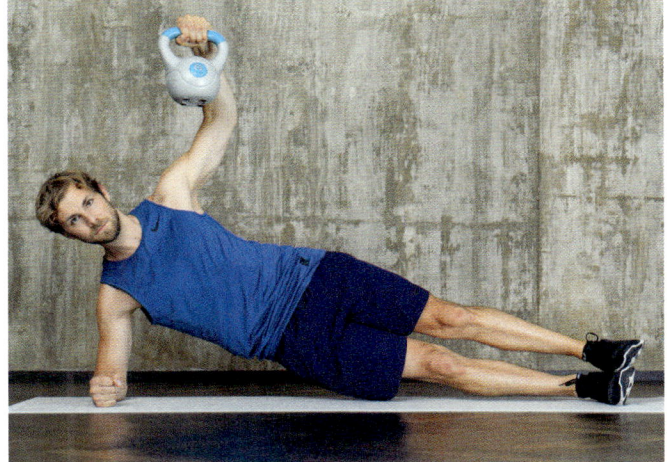

BEINPENDEL MIT BALL

Bei dieser Übung kommt die gesamte Bauchmuskulatur zum Einsatz. Der Ball erhöht die Muskelspannung der Adduktoren, also der Schenkelinnenseite, sowie den Intensitätsgrad der Übung.

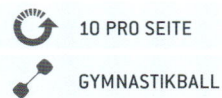

10 PRO SEITE

GYMNASTIKBALL

MUSKELGRUPPEN: GESAMTE BAUCHMUSKULATUR

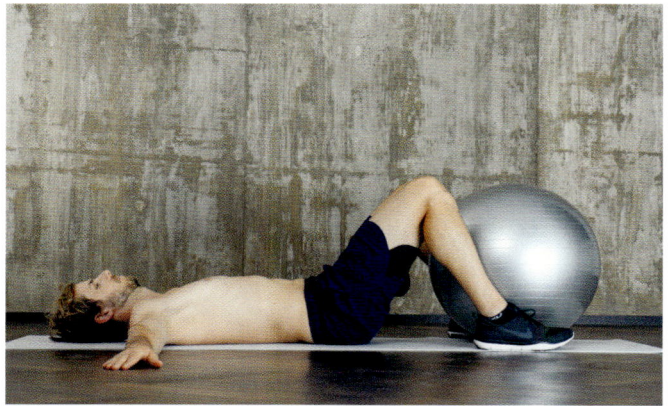

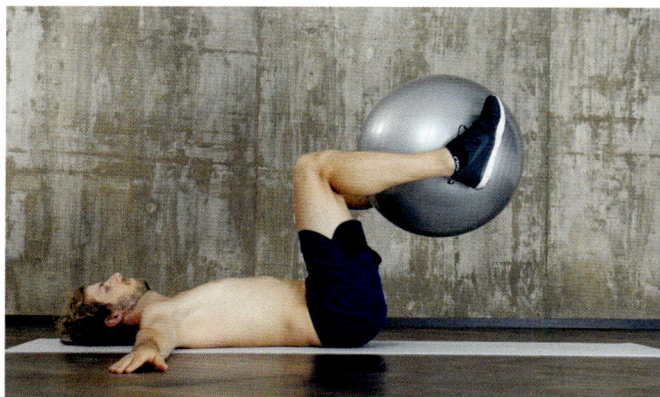

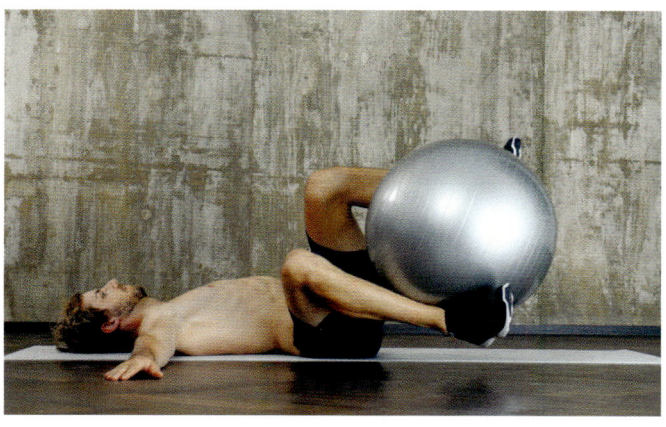

FÜR FORTGESCHRITTENE

AUSGANGSPOSITION

- Rückenlage.
- Die Arme sind in Schulterhöhe gerade zu den Seiten ausgestreckt und liegen flach auf dem Boden.
- Die Beine sind angewinkelt, der Ball ist zwischen Unterschenkel und Füße geklemmt.
- Die Fersen sind noch am Boden.

AUSFÜHRUNG

- Die Füße jetzt vom Boden lösen und die Beine angewinkelt anheben.
- Die Unterschenkel sind parallel zum Boden.
- Die Oberschenkel sind senkrecht zum Rumpf.
- Der Rücken bleibt am Boden.
- Die Beine nun langsam nach rechts führen, sodass das Gewicht nur noch auf der rechten Seite des Pos bzw. der Hüfte liegt.
- Aber beide Schultern bleiben weiter am Boden!
- Anschließend die Beine zurück in die Mitte und dann zur anderen Seite führen.
- Die Füße werden zwischendurch nicht abgesetzt.

TIPP

Die Übung wird intensiver, wenn die Beine mehr gestreckt werden. Dann unbedingt darauf achten, dass der untere Rücken am Boden bleibt.

CRISS CROSS

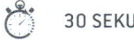

30 SEKUNDEN

Dies ist ein Allrounder unter den Bauchmuskelübungen und sollte in keinem Sixpack-Training fehlen!
Achtung: Die Ausführung ist recht anstrengend.

MUSKELGRUPPEN: SCHRÄGE UND GERADE BAUCHMUSKELN

AUSGANGSPOSITION

- Rückenlage.
- Die Beine sind angewinkelt und angehoben.
- Die Hände liegen hinter dem Kopf.

AUSFÜHRUNG

- Kopf und Schultern vom Boden abheben.
- Das rechte Bein nach vorn ausstrecken und etwas absenken.
- Nun den rechten Ellbogen zum linken Knie führen.
- Anschließend das linke Bein strecken und den linken Arm zum rechten Knie führen.
- Immer im Wechsel.
- Der Kopf ruht dabei in den Händen und wird bei der Vorwärtsbewegung allenfalls sanft geführt, keinesfalls von den Händen gezogen.

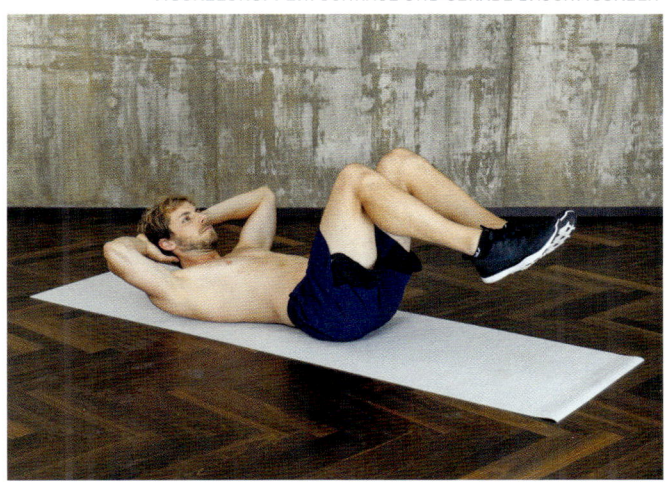

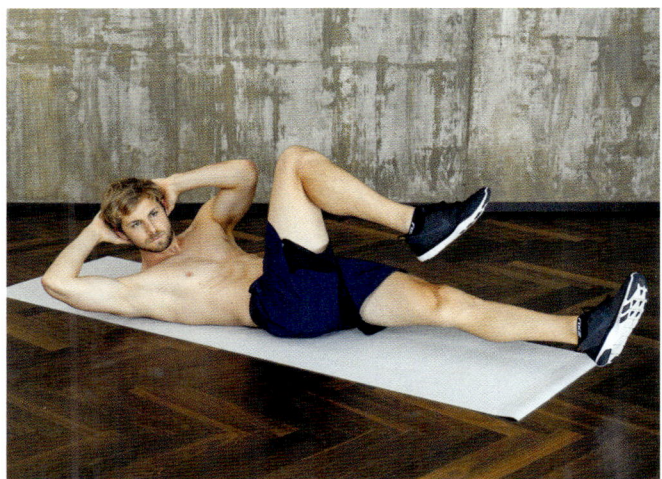

PLANKEN-SERIE 1

Die Planke ist eine effektive Stabilitätsübung für die Körpermitte.
Aus dem funktionellen Training ist sie nicht mehr wegzudenken.
Wir zeigen hier Variationen.

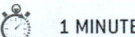 1 MINUTE

MUSKELGRUPPEN: RUMPF, SCHULTERN, BAUCH

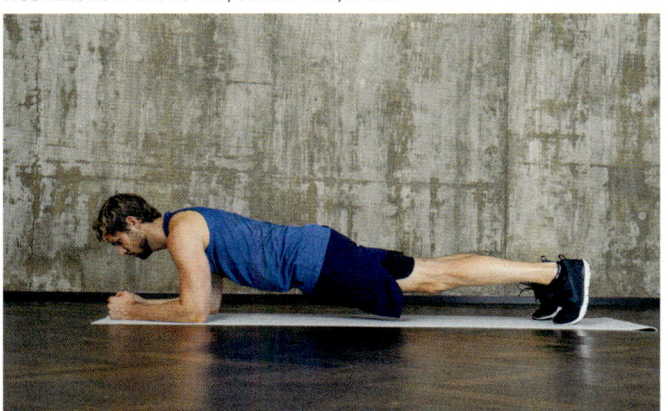

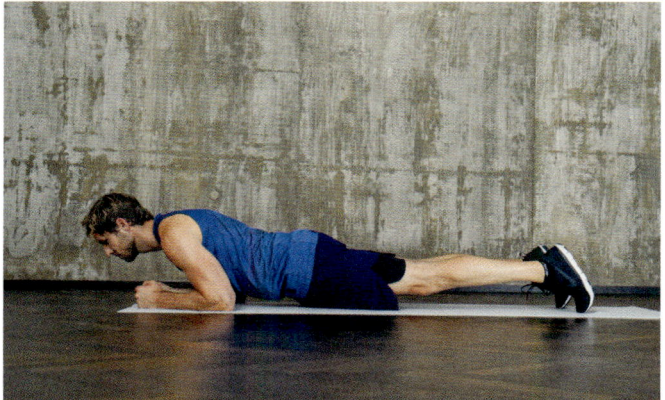

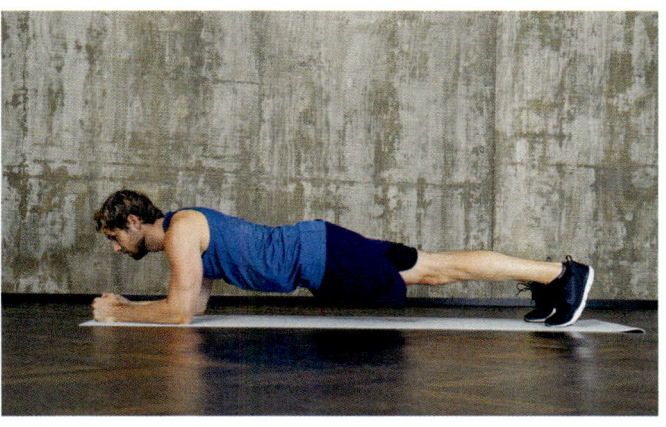

AUSGANGSPOSITION

- Aus dem Vierfüßlerstand in eine Liegestütz-position kommen.
- Die Unterarme liegen flach auf dem Boden.
- Die Oberarme sind senkrecht zum Boden, die Schultern über den Ellbogen.
- Die Beine sind gestreckt, die Fußspitzen aufgestellt.
- Der Rücken ist gerade.
- Der Nacken ist gestreckt, der Blick zum Boden gerichtet, sodass der Kopf eine Verlängerung des Rückens bildet.

AUSFÜHRUNG

- Die Ausgangsposition zunächst für 20 Sekunden halten.
- Anschließend den gesamten Körper erst nach vorn schieben, sodass der Kopf über die Hände hinausgeführt wird.
- Dann den Körper wieder zurückschieben.
- 20 Sekunden im Wechsel ausführen.

- Für weitere 20 Sekunden in dieser Bewegungsfolge bleiben, aber nun auch die Arme dazu nehmen:
  Bei der Vorwärtsbewegung einen Arm vom Boden abheben und nach vorn strecken.
- Beim Zurückbewegen den Arm wieder absetzen.
- Bei der nächsten Vorwärtsbewegung den Arm wechseln.
- Zwischen den Positionen können Pausen gemacht werden.

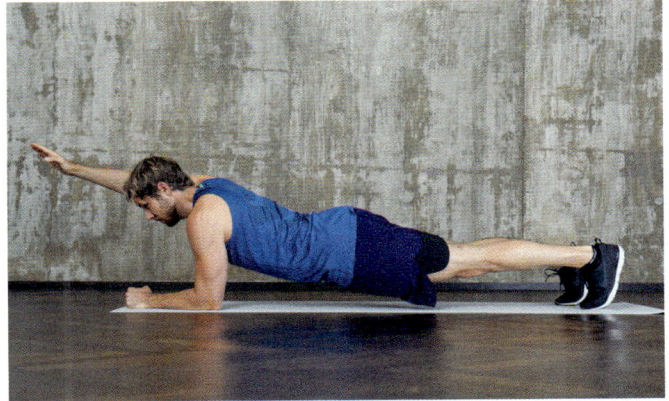

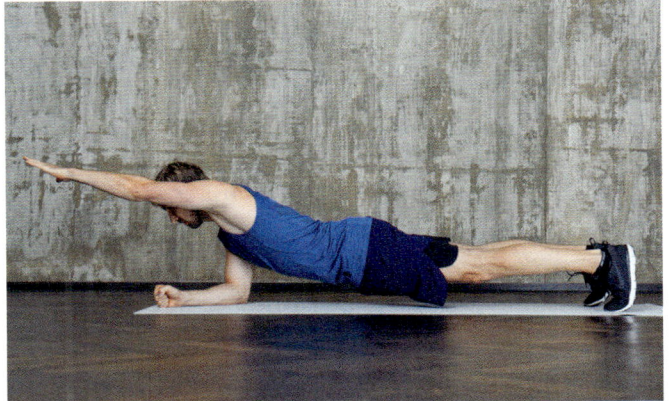

WAAGE

Neben den Bauchmuskeln werden hier auch die Oberschenkel beansprucht. Mit dem Gewicht des Kettlebells wird die Übung intensiver und erfordert statische Haltearbeit der Arme und Schultern.

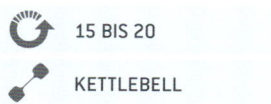

15 BIS 20

KETTLEBELL

MUSKELGRUPPEN: GERADE BAUCHMUSKELN

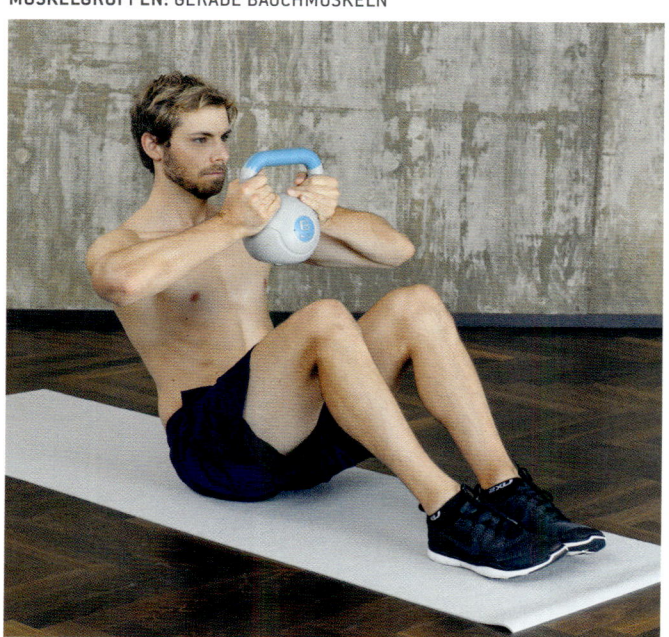

AUSGANGSPOSITION

- Sitz auf der Matte.
- Der Rücken ist gerade und etwas nach hinten gelehnt.
- Die Beine sind aufgestellt.
- Die Füße sind komplett auf dem Boden.
- Die Knie sind leicht geöffnet.
- Der Kettlebell wird mit dem Bogen nach oben in beiden Händen gehalten.
- Die Ellbogen sind etwa auf Schulterhöhe und zeigen nach außen.

AUSFÜHRUNG

- Die Beine jetzt vom Boden heben.
- Den Oberkörper gleichzeitig noch etwas weiter zurücklehnen, sodass der Körper in eine Art Waageposition kommt und die Balance gehalten werden kann.

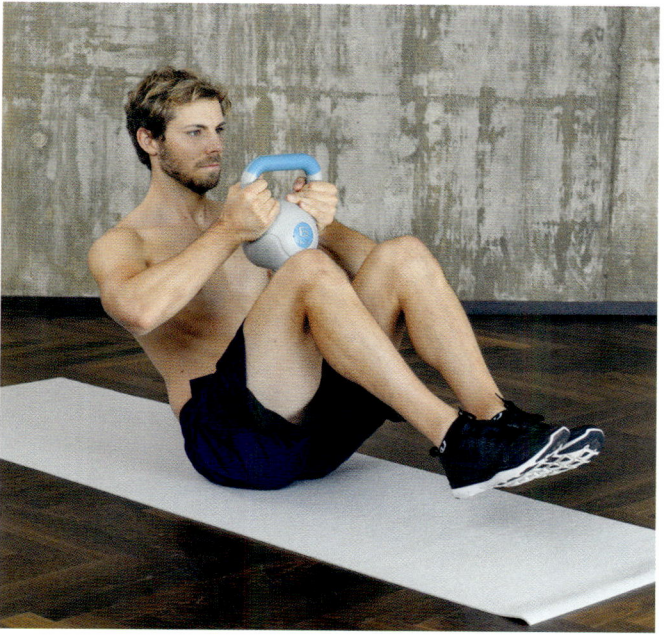

- Anschließend die Beine ausstrecken und den Oberkörper zeitgleich absenken.
- Nun die Beine wieder anwinkeln, den Oberkörper anheben und dabei den Kettlebell Richtung Knie führen.
- Im Wechsel bleiben.

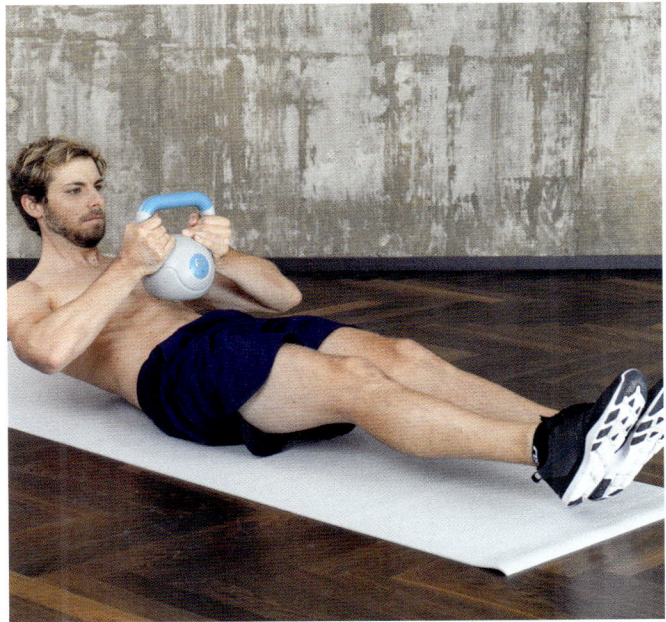

TIPP

Die Füße nicht absetzen und das Atmen nicht vergessen!

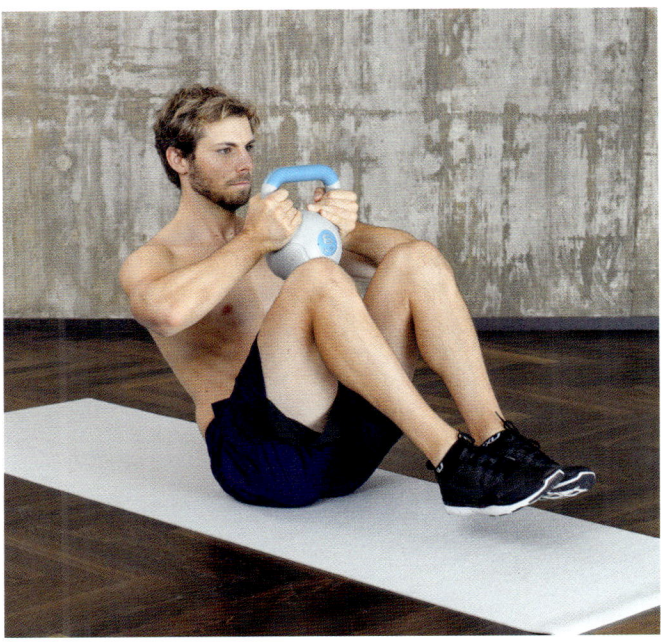

RUSSIAN TWIST

Dies ist eine Rotationsübung, in der Kraft und Beweglichkeit der Brustwirbelsäule verbessert werden. Der Kettlebell erfordert noch mehr Krafteinsatz der Bauchmuskeln.

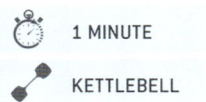

1 MINUTE

KETTLEBELL

MUSKELGRUPPEN: SCHRÄGE BAUCHMUSKELN

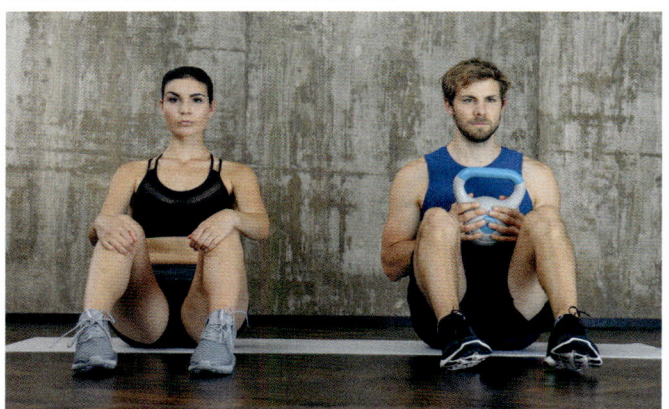

AUSGANGSPOSITION

- Sitz auf dem Boden.
- Die Partner sitzen nebeneinander, im Abstand von ca. einer Armlänge.
- Die Beine sind angewinkelt aufgestellt, die Fersen am Boden.
- Der Oberkörper ist leicht zurückgelehnt, sodass das Gewicht hinter die Sitzbeinhöcker verlagert wird.
- Der Rücken ist eher rund als gerade.
- Einer hält den Kettlebell in beiden Händen.

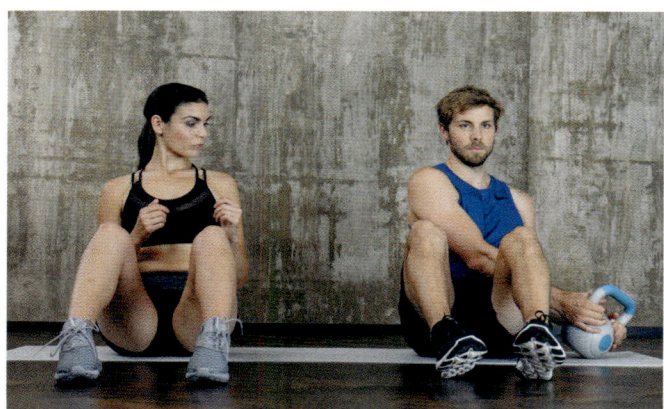

AUSFÜHRUNG

- Die Person mit dem Kettlebell dreht sich nun – mit dem Gewicht in den Händen – mit dem Oberkörper nach außen und setzt den Kettlebell kurz auf dem Boden ab.
- Bei der Bewegung zur anderen Seite dreht sich auch die andere Person nach innen, sodass der Kettlebell übergeben werden kann.

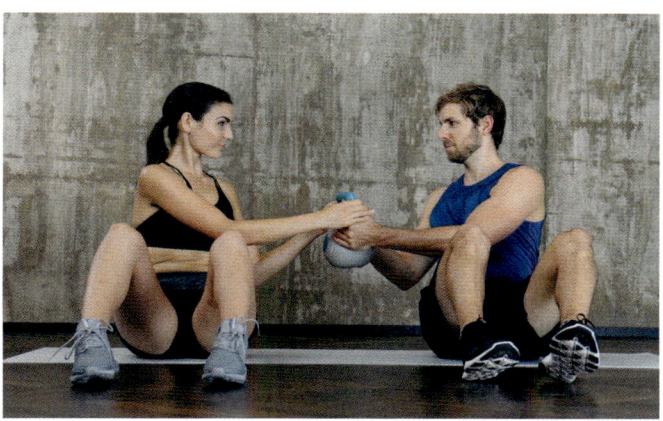

- Dann wieder nach außen drehen und mit dem Gewicht kurz den Boden berühren.

- Im Wechsel übergeben und bei jeder Drehbewegung einmal den Boden berühren. Der Partner wartet dabei auf die Übernahme.

- Nach 30 Sekunden einmal komplett umdrehen (oder die Plätze tauschen), damit das Gewicht nun zur anderen Seite abgesetzt werden muss und so beide Seiten der Bauchmuskeln trainiert werden.

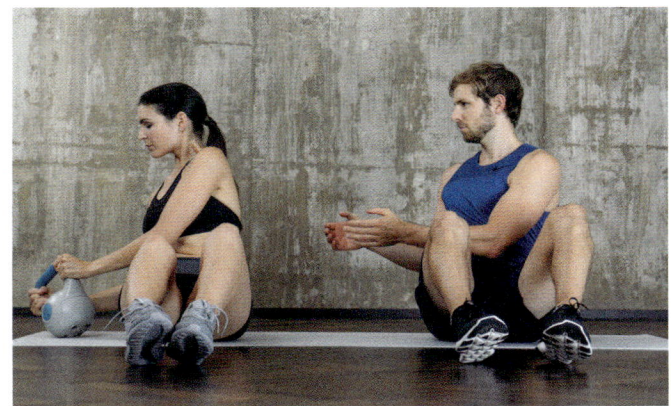

TIPP

Die Übung wird intensiver, wenn die Beine vom Boden gehoben werden. Dabei die Füße überkreuzen.

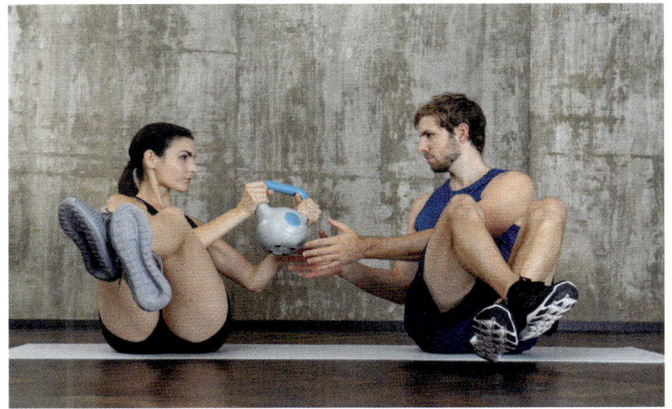

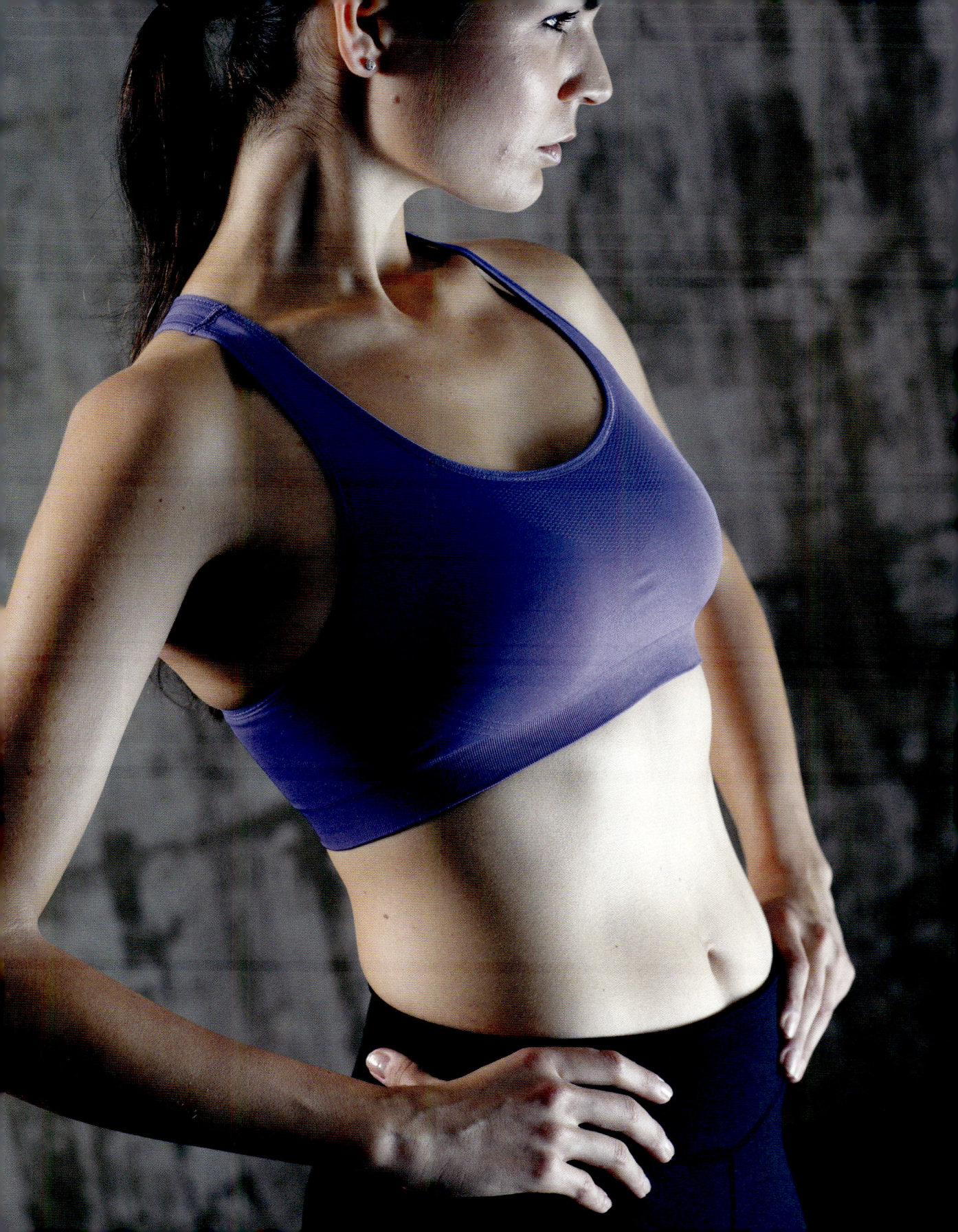

SCHLANKE

TAILLE

PLANKEN-SERIE 2

Die Planke ist Pflichtprogramm, wenn es um eine straffe und starke Körpermitte geht. Sie stabilisiert und kräftigt die Rumpfmuskeln und bietet somit einen gesunden Schutz für die Wirbelsäule.

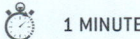 1 MINUTE

MUSKELGRUPPEN: SEITLICHE UND SCHRÄGE BAUCHMUSKULATUR

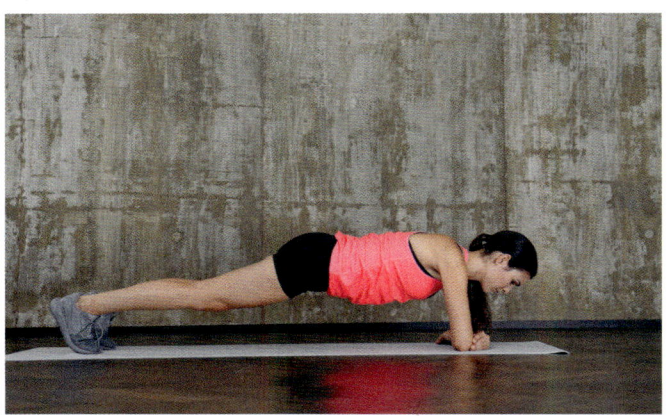

AUSGANGSPOSITION

- Vierfüßlerstand.
- Die Unterarme sind auf dem Boden aufgestützt, etwa unterhalb der Schultern und quer zum Körper, sodass die rechte Hand unter der linken Schulter ist und die linke Hand unter der rechten Schulter.
- Die Unterarme liegen direkt aneinander.
- Die Beine sind gestreckt und leicht geöffnet, die Füße aufgestellt.
- Der Po ist auf Höhe der Schultern.
- Der Rücken ist gerade.

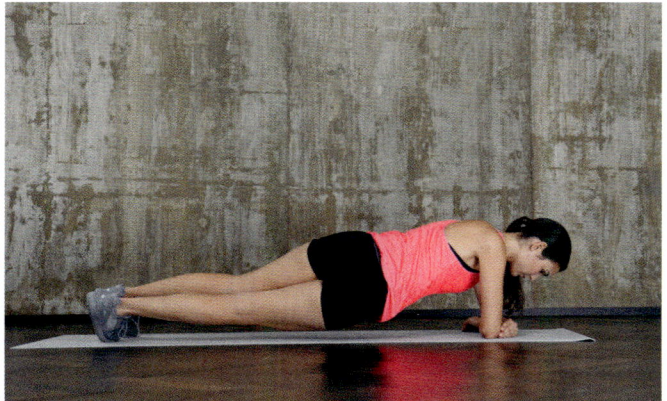

AUSFÜHRUNG

- Aus dieser Position das Becken abwechselnd nach rechts und links drehen, sodass die Hüfte in Richtung Boden bewegt wird.
- Diese Bewegung für ca. 20 Sekunden ausführen.

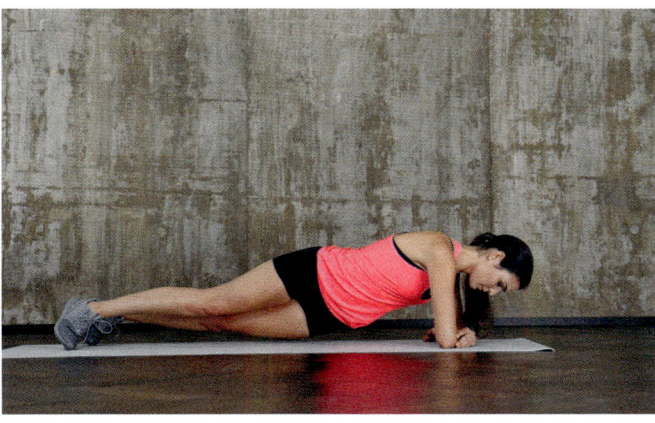

- Nun zunächst das rechte Knie in Richtung linke Schulter führen, danach das linke Knie zur rechten Schulter.
- Bewegung im Wechsel ausführen, ca. 20 Sekunden.
- Nun die Beine etwas mehr öffnen.
- Erst den rechten Arm vom Boden lösen und mit einer Drehung im Oberkörper gerade nach oben strecken.
- Dann den linken Arm.
- Der Blick folgt dabei der Hand.
- Im Wechsel einen Arm nach dem anderen nach oben strecken, ca. 20 Sekunden.
- Es können Pausen zwischen den Positionen gemacht werden.

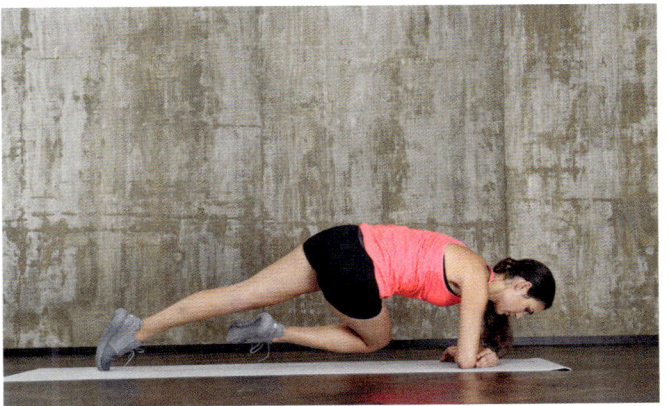

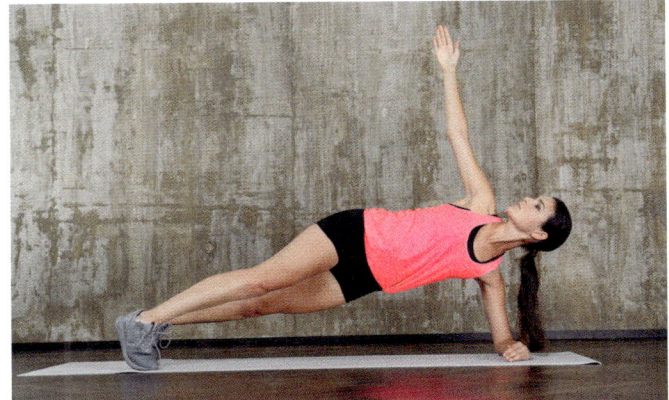

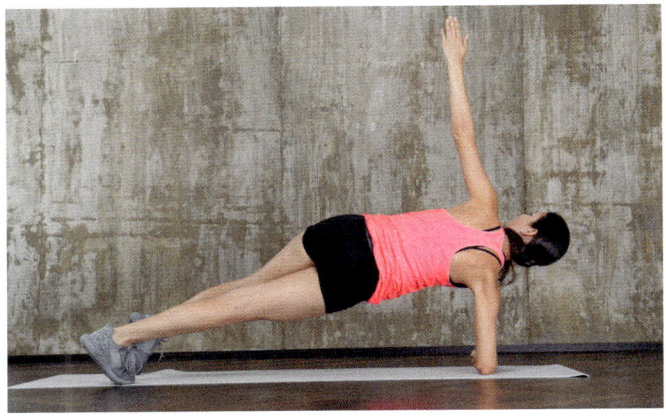

WAAGE MIT KETTLEBELL

Mit dieser Übung werden durch die ständigen Ausgleichbewegungen besonders die tieferliegenden Muskeln erreicht. Sie sorgt damit für mehr Stabilität und Modellierung.

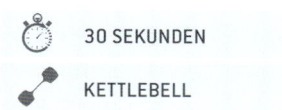

30 SEKUNDEN

KETTLEBELL

MUSKELGRUPPEN: GERADE UND SCHRÄGE BAUCHMUSKELN

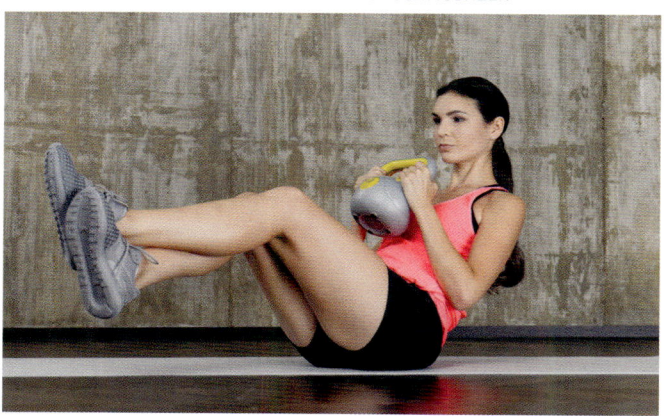

AUSGANGSPOSITION

- Sitz auf dem Boden.
- Der Kettlebell wird mit beiden Armen vor der Brust gehalten.
- Die Beine sind angewinkelt und angehoben.
- Die Unterschenkel sind gekreuzt.
- Der Oberkörper ist zurückgelehnt, bis eine Art Waageposition entsteht, die stabil gehalten werden kann.

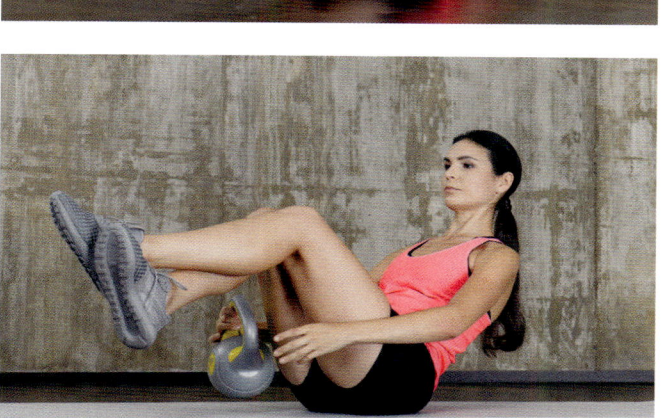

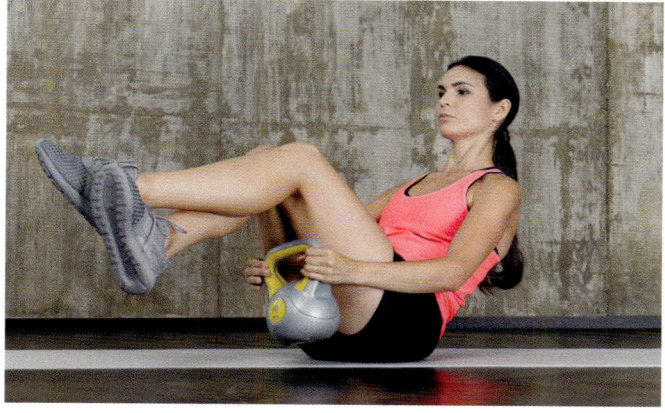

AUSFÜHRUNG

- Den Kettlebell langsam und kontrolliert unter den angehobenen Beinen hindurch und wieder vor die Brust führen.
- Kettlebell und Beine werden dabei nicht abgesetzt.
- Zwischendurch mehrfach die Richtung ändern.
- Atmen nicht vergessen!

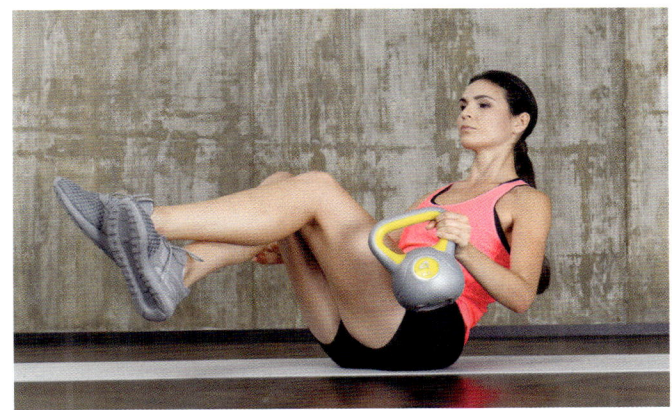

TIPP

Den Bauchnabel tief in Richtung Wirbelsäule ziehen, so ist es leichter, die Position zu halten.

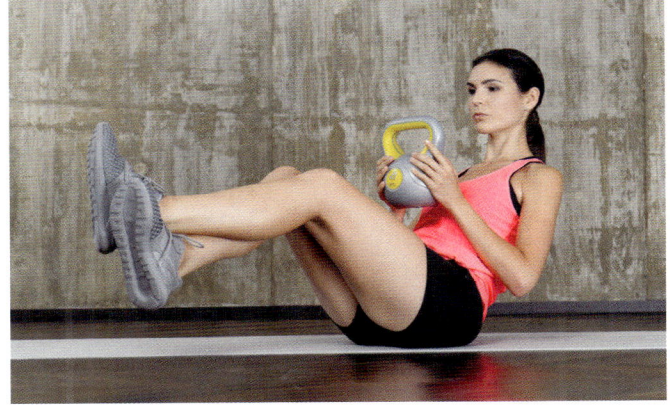

FROSCH

Diese Übung stärkt die geraden Bauchmuskeln in ihrer gesamten Länge. Sie definieren nicht nur den Sixpack, sondern sind auch wichtige Gegenspieler der Rückenmuskeln.

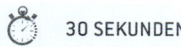 30 SEKUNDEN

MUSKELGRUPPEN: SEITLICHE, GERADE BAUCHMUSKELN

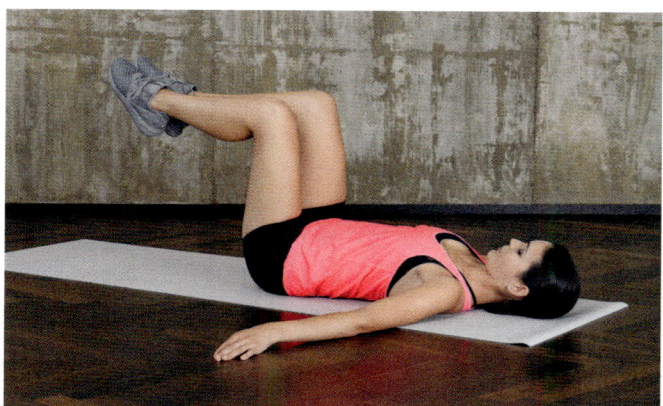

FÜR FORTGESCHRITTENE

AUSGANGSPOSITION

- Rückenlage.
- Die Beine sind geschlossen und angewinkelt angehoben, sodass die Oberschenkel senkrecht und die Unterschenkel parallel zum Boden sind.
- Der Kopf liegt auf dem Boden.
- Die Arme sind zur Seite ausgestreckt.
- Das Kinn ist an die Brust gezogen.

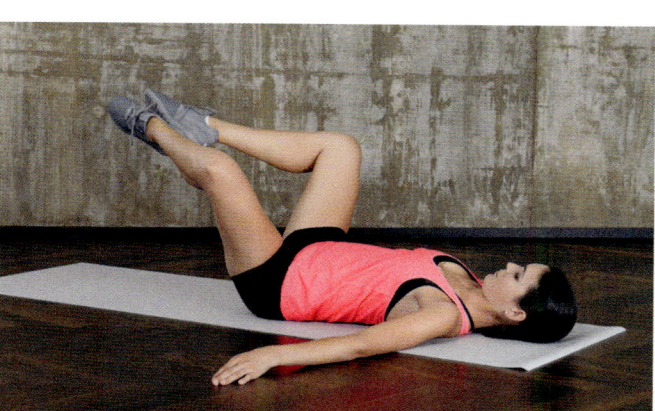

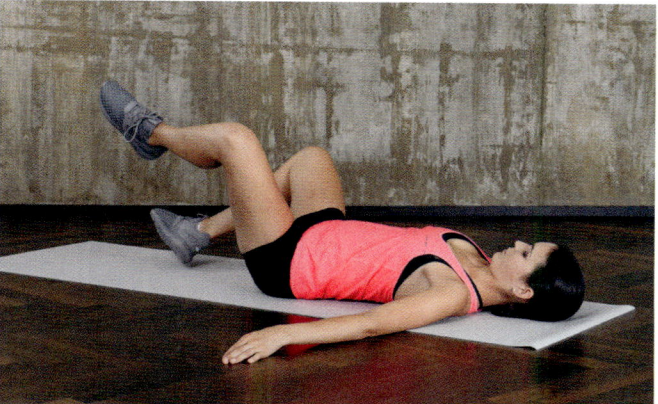

AUSFÜHRUNG

- Die Fußspitzen anziehen.
- Die Knie nach außen öffnen, die Fersen bleiben aber zusammen.
- Nun den rechten Fuß absenken führen und mit der Ferse kurz den Boden berühren.
- Achtung: Die Bewegung nur so weit ausführen, dass der Rücken komplett am Boden bleibt.
- Dann den anderen Fuß absenken, immer im Wechsel.

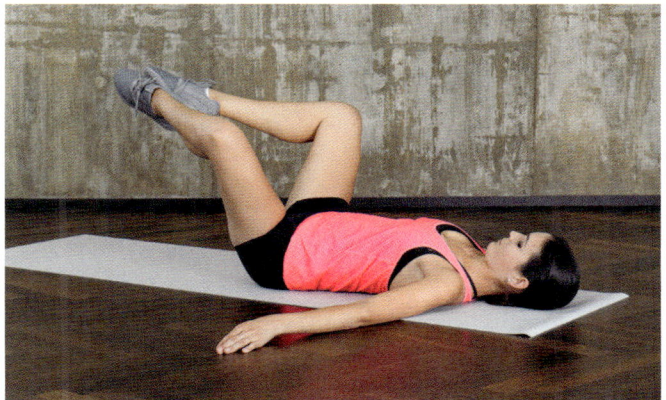

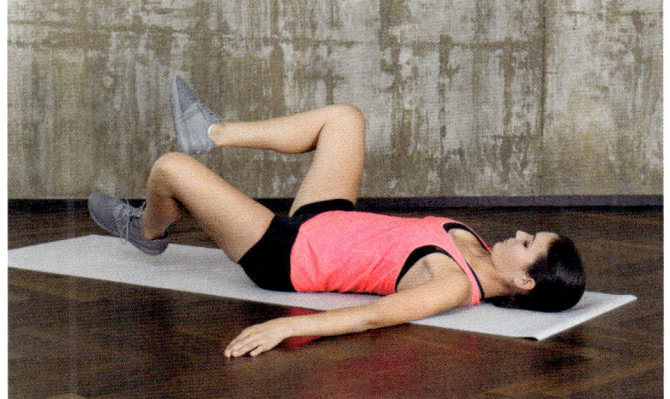

SEITLICHES BEINHEBEN MIT BALL

Das Beinheben erfolgt aus der Kraft der seitlichen Bauchmuskeln. Der Einsatz des Balls verstärkt den Krafteinsatz und hat zudem einen Effekt auf die Muskeln der Oberschenkelinnenseite.

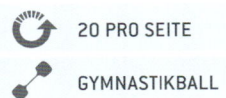

20 PRO SEITE

GYMNASTIKBALL

MUSKELGRUPPEN: SEITLICHE BAUCHMUSKELN, OBERSCHENKEL

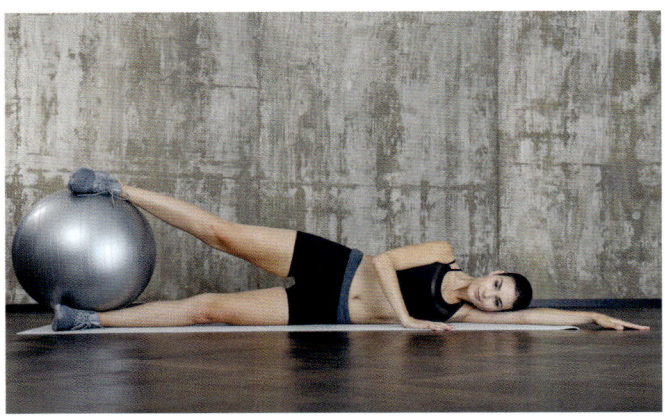

AUSGANGSPOSITION

- Seitlage.
- Der Ball wird von den Unterschenkeln gehalten.
- Der untere Arm ist gerade ausgestreckt und bildet eine Verlängerung des Oberkörpers.
- Die obere Hand ist vor dem Körper aufgestützt.

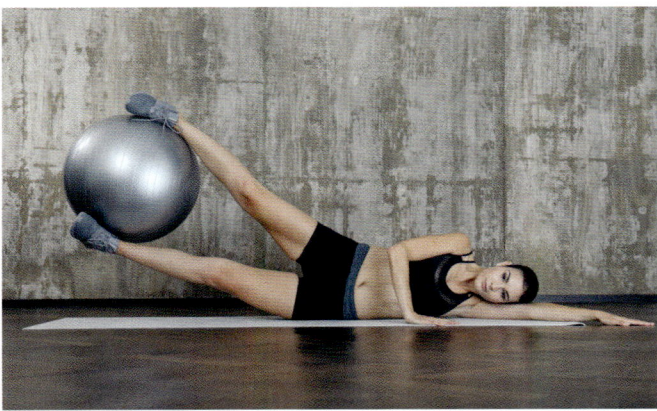

AUSFÜHRUNG

- Die Beine – und damit den Ball – anheben.
- Den Ball nun mit kleinen Bewegungen auf- und abbewegen.
- Die Beine dabei nicht absetzen.
- Der Kopf kann abgelegt bleiben.
- Darauf achten, dass der Körper in einer Linie bleibt, also die Beine nicht zu weit nach vorn oder hinten wandern.

SEITLICHES KLAPPMESSER

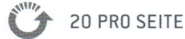 **20 PRO SEITE**

Diese Übung sollte sauber und konzentriert durchgeführt werden, damit die Schulter nicht ungünstig belastet wird. Um schmerzhaften Druck zu vermeiden, kann ein Handtuch unter die Hüfte gelegt werden.

FÜR FORTGESCHRITTENE

MUSKELGRUPPEN: SEITLICHE BAUCHMUSKELN

AUSGANGSPOSITION

- Seitlage.
- Der rechte Unterarm liegt auf dem Boden.
- Der Ellbogen ist unter der Schulter.
- Die Beine sind locker gestreckt und liegen übereinander.
- Das Gewicht liegt auf der rechten Gesäßhälfte.
- Der linke Arme ist gerade in Richtung Decke gestreckt.

AUSFÜHRUNG

- Beide Beine möglichst ohne großen Schwung anheben.
- Gleichzeitig die Hand etwas in Richtung Beine führen, sodass Füße und die Hand sich berühren.
- Beine anschließend wieder absenken, aber nicht ablegen.
- Darauf achten, dass der Stütz auf dem Unterarm aktiv bleibt, also ein großer Abstand zwischen Ohr und Schulter besteht.
- 20 Wiederholungen ausführen, danach die Seiten wechseln.

TIPP

Leichter wird's, wenn die Beine beim Anheben gebeugt werden und die Hand zu den Fersen geführt wird.

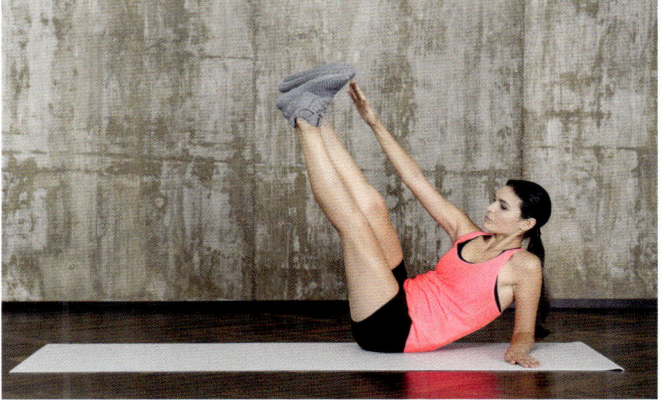

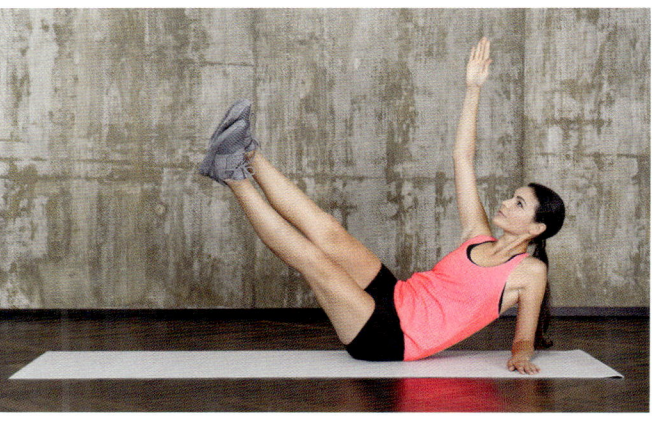

ZIEHHARMONIKA MIT BALL

Hier ist eine gute Körperspannung gefragt. Durch das Anziehen der Beine werden die geraden und die schrägen Bauchmuskeln verstärkt erreicht.

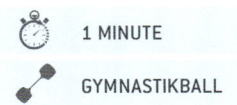

🕐 1 MINUTE

🏋 GYMNASTIKBALL

MUSKELGRUPPEN: SCHRÄGE UND GERADE BAUCHMUSKELN

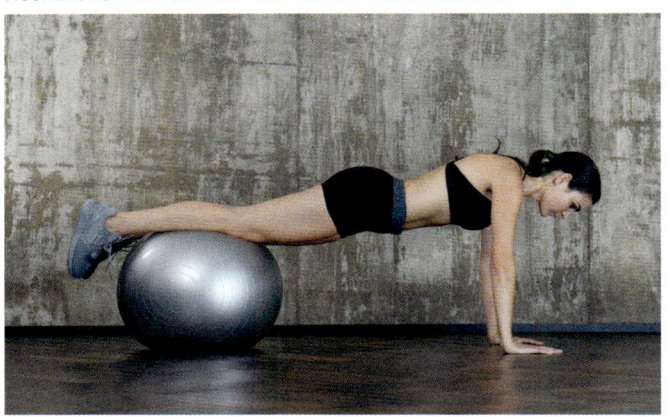

AUSGANGSPOSITION

- Liegestützposition.
- Die Unterschenkel liegen auf dem Ball.
- Die Hände sind vor dem Ball und unter den Schultern auf dem Boden aufgestützt.
- Der Rücken ist gerade.
- Der Kopf ist in Verlängerung des Rückens, der Blick ist nach unten gerichtet.

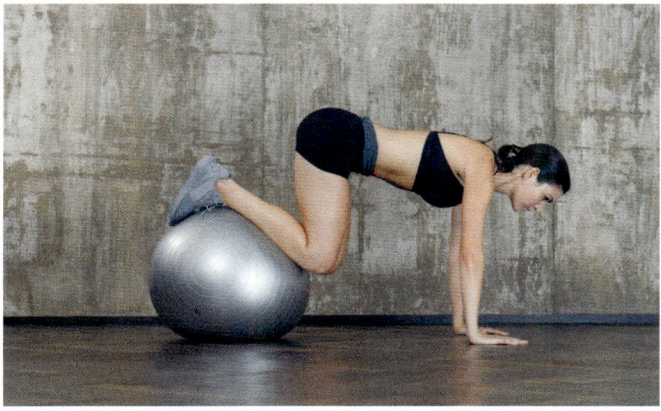

TIPP

In diese Position gelangt man am einfachsten, indem man erst mit dem Bauch auf dem Ball liegt und dann mit den Händen so weit nach vorn geht, bis nur noch die Unterschenkel auf dem Ball liegen.

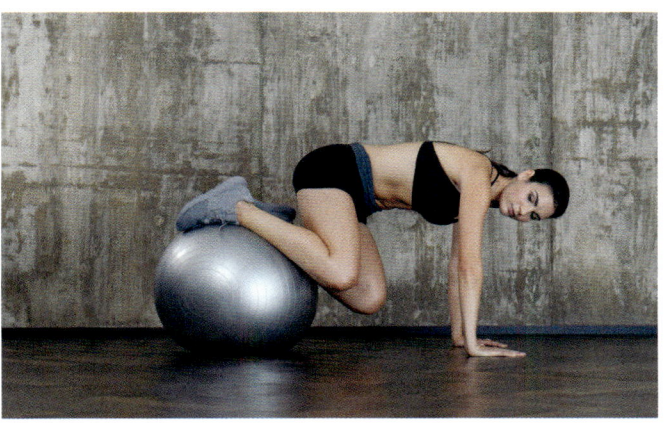

AUSFÜHRUNG

- Die Beine beugen und die Knie nach vorn Richtung Arme ziehen, also den Ball heran- ziehen – so weit wie möglich.
- Arme und Schultern bewegen sich nicht.
- Dann den Ball wieder gerade zurückschieben.
- Diesen Bewegungsablauf einige Male ausführen.
- Anschließend die Beine diagonal anziehen, also den Ball erst zur einen, dann zur anderen Schulter führen.

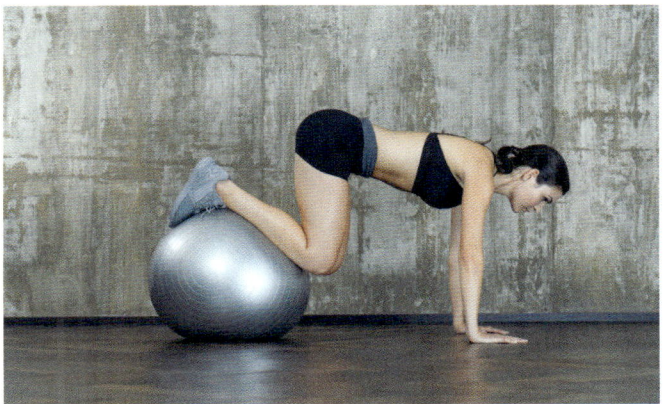

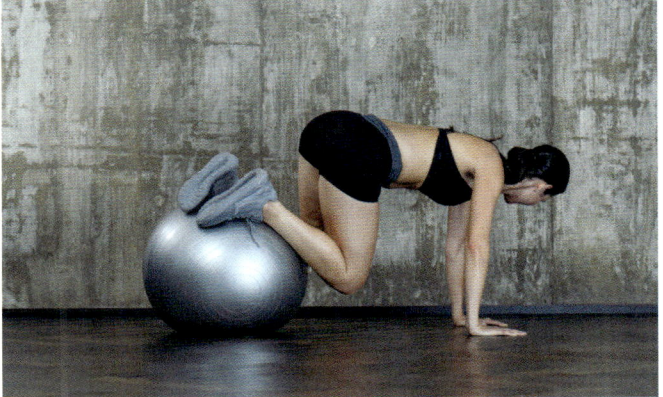

SEITSTÜTZ AUF DER ROLLE

Eine optimale Übung zur Kräftigung der seitlichen Bauchmuskeln, durch die Bewegung auf der Rolle noch intensiver. Auch Schulter- und Rückenmuskulatur werden trainiert.

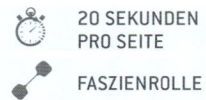

20 SEKUNDEN PRO SEITE

FASZIENROLLE

MUSKELGRUPPEN: SCHRÄGE UND SEITLICHE BAUCHMUSKELN, SCHULTERN, RÜCKEN

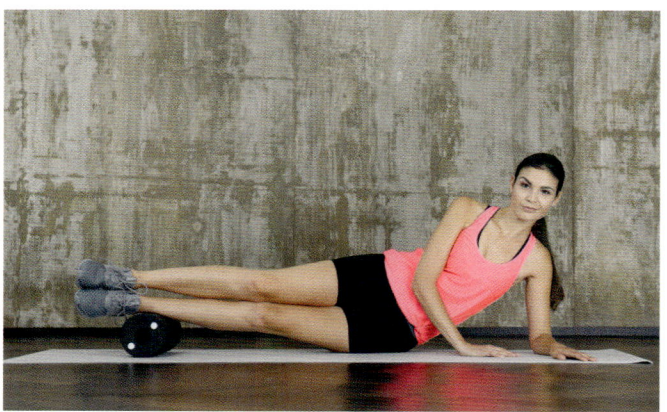

AUSGANGSPOSITION

- Aus der Seitlage in den Seitstütz kommen.
- Die Beine liegen aufeinander.
- Die Rolle liegt etwas oberhalb der Knöchel unter dem unteren Bein.
- Der Oberkörper ist leicht aufgerichtet.
- Der untere Unterarm liegt flach auf dem Boden. Die Hand zeigt vom Körper weg.
- Der Ellbogen ist senkrecht unter der Schulter.

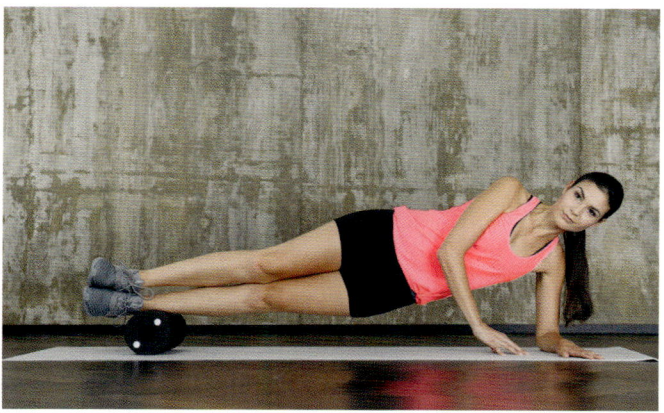

AUSFÜHRUNG

- Das Becken anheben und die Beine strecken.
- Die obere Hand ist vor dem Körper aufgestützt, dadurch erhält die Position mehr Stabilität.
- Die Rolle vor- und zurückbewegen.
- Die Bewegungen können sehr klein sein.
- Die Beine bleiben dabei gestreckt.

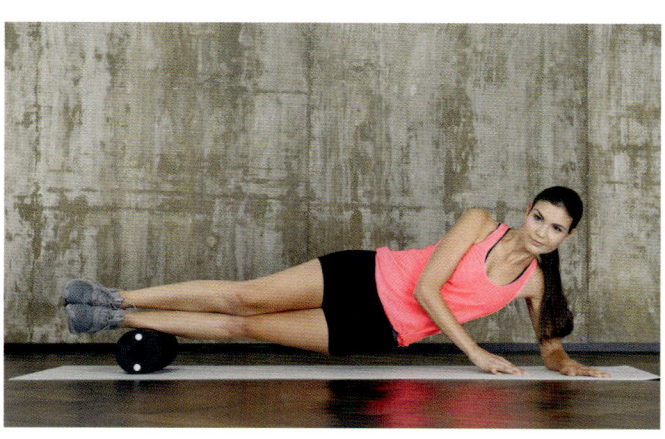

SEITLICHES BEINPENDEL

Die Ausführung des Beinpendels mit einem Partner ermöglicht eine stabilere Position und damit eine intensivere Kräftigung.

 1 MINUTE

MUSKELGRUPPEN: SCHRÄGE UND SEITLICHE BAUCHMUSKELN

AUSGANGSPOSITION

- Ein Partner liegt in Rückenlage auf dem Boden, der andere steht an dessen Kopfende.
- Der Partner in Rückenlage umfasst mit den Händen die Knöchel des Stehenden.
- Der Liegende hebt die Beine geschlossen und gestreckt an, sodass sie senkrecht zum Boden sind.
- Die Füße sind angezogen, die Fußsohlen zeigen zur Decke.

AUSFÜHRUNG

- Der Stehende übt mit dem Arm zunächst von einer Seite, dann von der anderen einen leichten Druck auf die Beine des Liegenden aus.
- Der Liegende versucht, die Beine gegen diesen Widerstand gerade zu halten, dem Druck also nicht nachzugeben, sodass die Beine nicht zu weit zur Seite fallen.
- Der Druck kann langsam verstärkt werden.

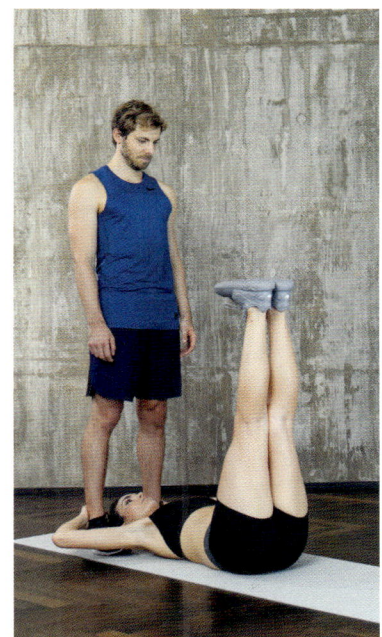
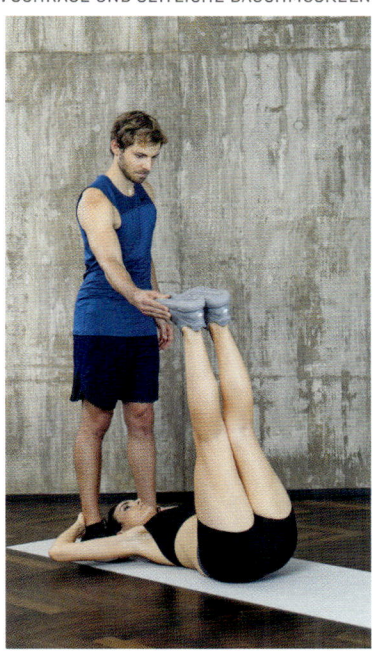
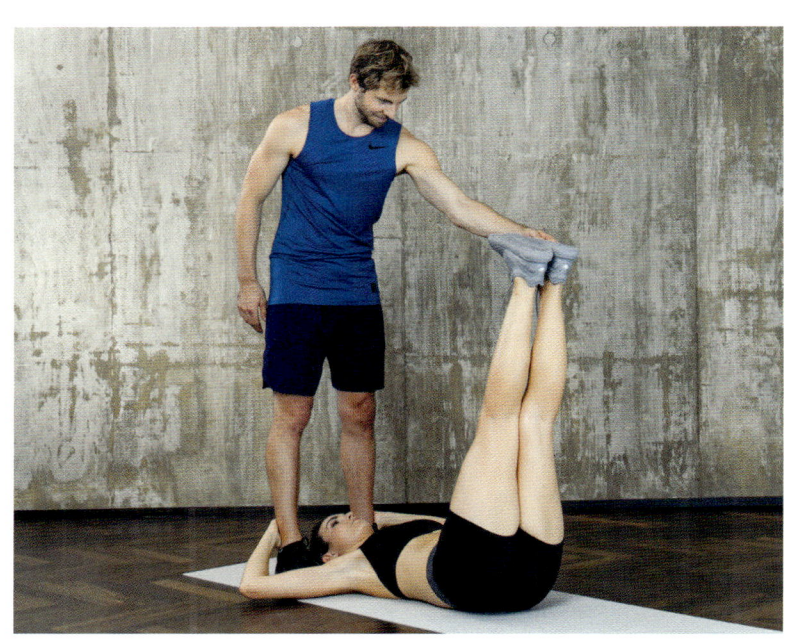

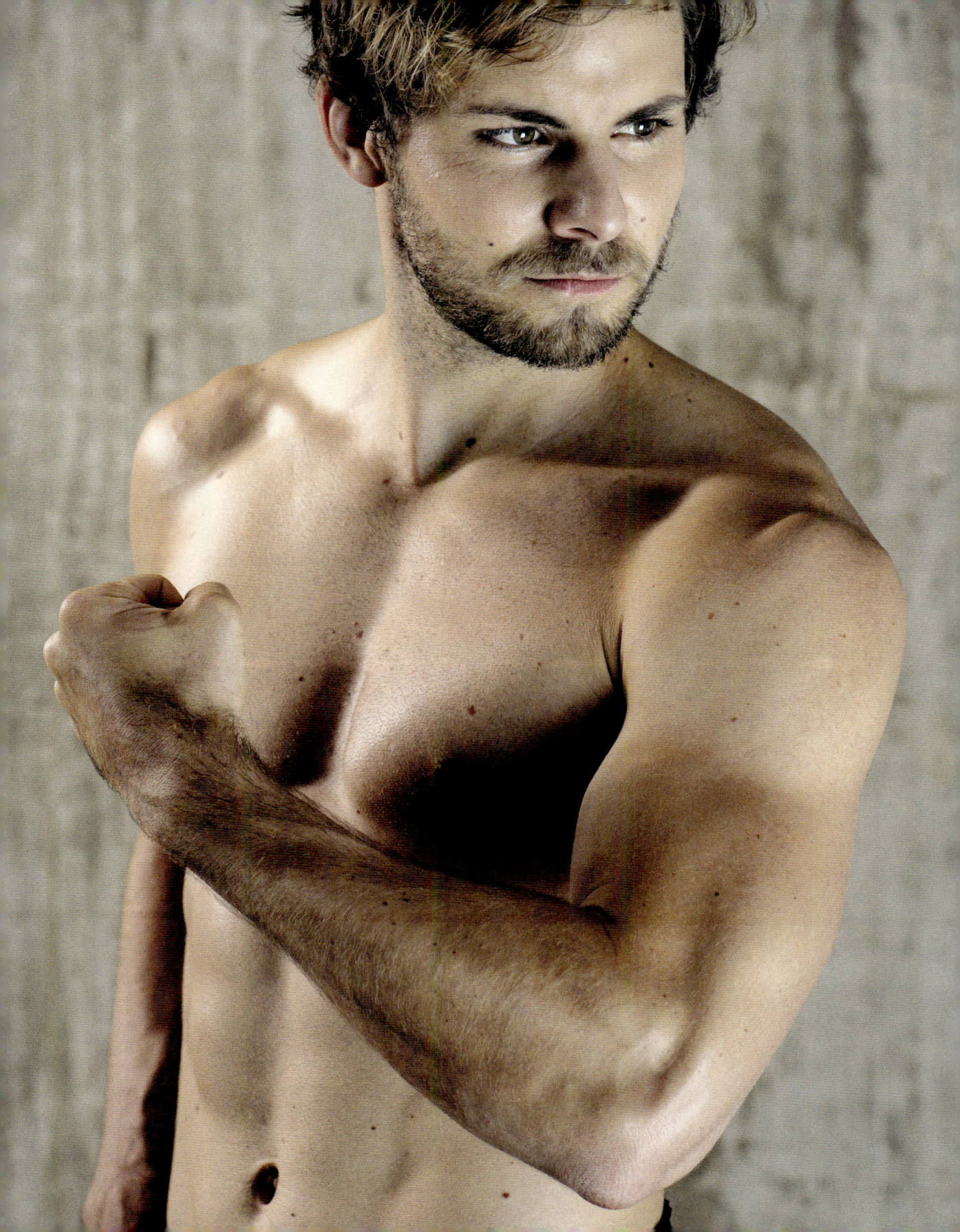

MUSKULÖSE

ARME

TRIZEPS-DIPS RÜCKLINGS

Ein ausgebildeter Trizeps lässt nicht nur die Arme muskulöser erscheinen, sondern unterstützt die Arbeit des Bizeps als Gegenspieler und sorgt damit für mehr Kraftkapazität.

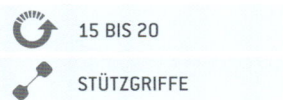

15 BIS 20

STÜTZGRIFFE

MUSKELGRUPPEN: OBERARMRÜCKSEITE

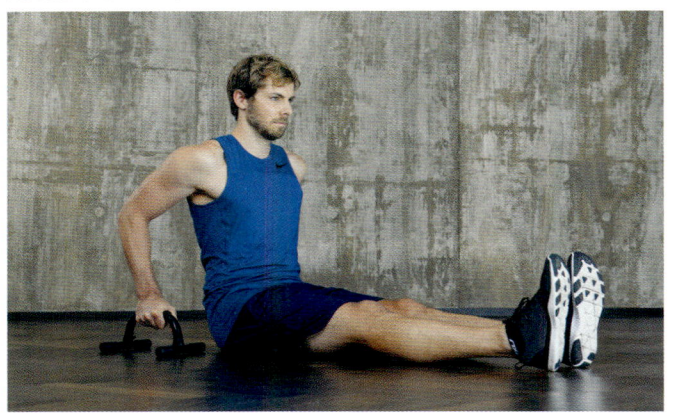

AUSGANGSPOSITION

- Langsitz auf dem Boden.
- Die Arme sind hinter dem Körper auf die Stützgriffe aufgesetzt.
- Die Finger zeigen zum Körper.
- Die Beine sind gerade ausgestreckt und geschlossen.
- Die Fußspitzen sind angezogen.

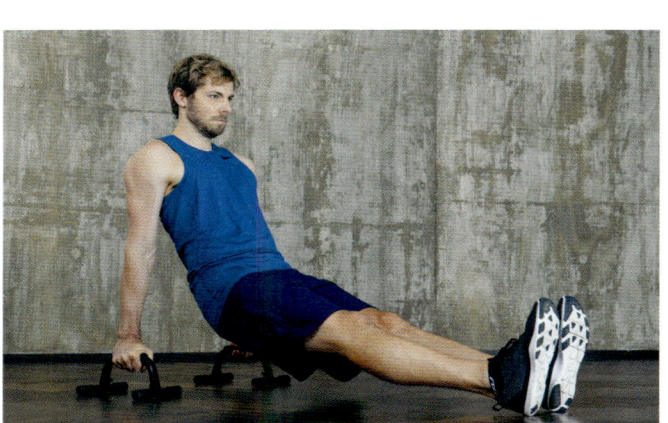

AUSFÜHRUNG

- Die Arme strecken und den Po dabei anheben.
- Darauf achten, dass der Hals lang bleibt und die Ohren weit weg von den Schultern sind.
- Die Arme nun im Wechsel beugen und strecken, ohne den Po abzusetzen.

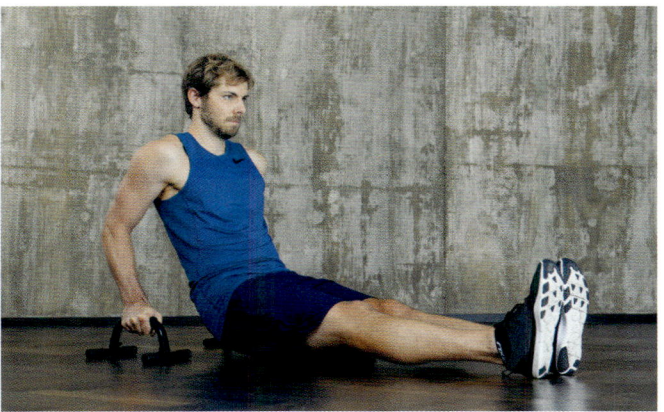

TRIZEPS-DIPS VORWÄRTS

Hier wird der klassische Liegestütz oder Push-up in einer engeren Arm-
position ausgeführt, sodass der Trizeps stärker erreicht werden kann.

 15

MUSKELGRUPPEN: BRUSTMUSKULATUR, TRIZEPS

AUSGANGSPOSITION

- Aus dem Vierfüßlerstand in eine Liegestütz-
  position kommen
- Die Hände sind eng unter den Schultern
  aufgesetzt.
- Die Finger zeigen nach vorn.
- Die Beine sind ausgestreckt.
- Der Po ist auf Höhe der Schultern.

AUSFÜHRUNG

- Die Arme nun im Wechsel beugen und
  strecken.
- Als Anfänger erst einmal nur zur Hälfte
  beugen, damit die Übung sauber ausgeführt
  werden kann.
- Nicht „aus dem Rücken" heben, denn das
  sorgt für einen ungünstigen Druck im unteren
  Rücken. Die Ellbogen drehen in der Bewegung
  nicht nach außen, sondern bleiben eng am
  Körper.

TIPP

Leichter wird's, wenn die Knie abgestellt
werden, möglichst weit hinter der Hüfte.

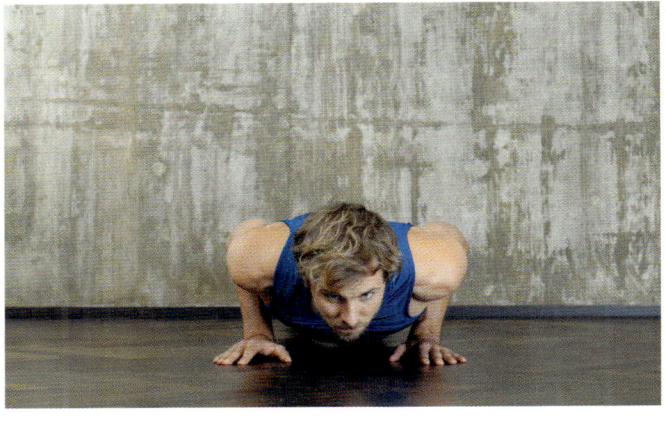

CLIMBER WEIT

Diese Übung, auch Bergsteiger genannt, imitiert die Steigbewegung der Kletterer. Durch den Stütz zwischen den Beinzügen tritt vor allem die Arbeit von Brust- und Armmuskulatur in den Vordergrund.

 10

MUSKELGRUPPEN: BRUST-, ARM-, SCHULTER- UND SEITLICHE RUMPFMUSKULATUR

FÜR FORTGESCHRITTENE

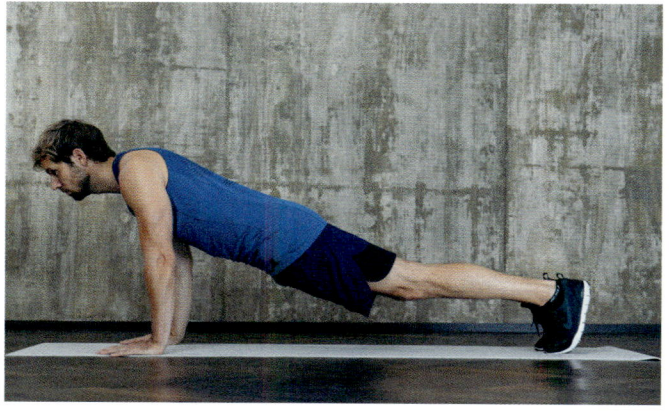

AUSGANGSPOSITION

- Aus dem Vierfüßlerstand in eine Liegestützposition kommen.
- Die Arme sind etwas weiter als schulterbreit geöffnet und fast gestreckt.
- Die Beine sind ausgestreckt.
- Die Fußspitzen sind aufgestellt.

AUSFÜHRUNG

- Erst das rechte Knie Richtung Ellbogen anziehen.
- Den Fuß zurücksetzen.
- Dann das linke Knie anziehen.
- Immer im Wechsel.
- Nach jedem Rechts-Links-Wechsel einen Liegestütz ausführen, also die Arme beugen und strecken.
- Die Übung langsam und sauber ausführen.

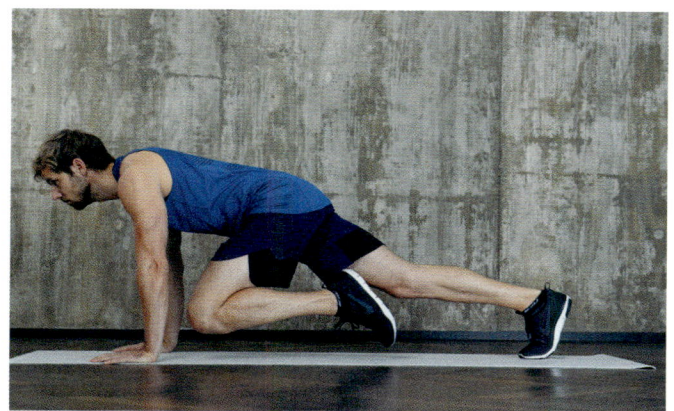

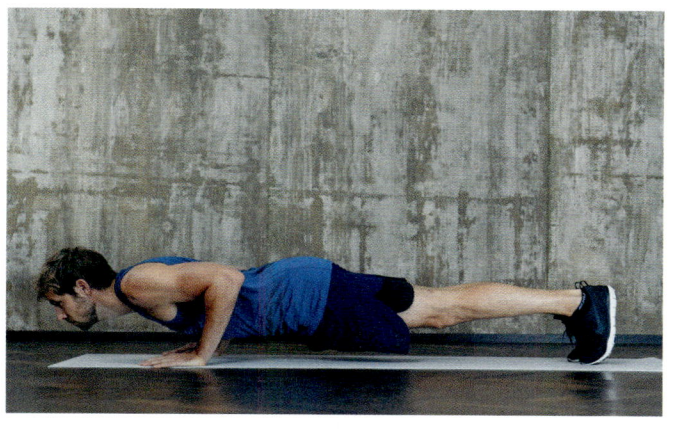

HOT POTATO

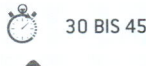

30 BIS 45 SEKUNDEN

KETTLEBELL

Hier werden Stabilität in Rumpf und Schultergürtel sowie Kraft in den Unterarmen gefördert. Sobald die Übung sicher beherrscht wird, darf es auch um Geschwindigkeit gehen.

MUSKELGRUPPEN: SCHULTERN, UNTERARME, RUMPF

AUSGANGSPOSITION

- Aufrechter Stand.
- Die Beine sind etwa schulterbreit geöffnet.
- Der Kettlebell wird mit beiden Händen in Höhe der Brust gehalten. Dabei liegen die Hände am Kugelbauch des Kettlebells.
- Die Arme sind angewinkelt, die Ellbogen zeigen nach unten.

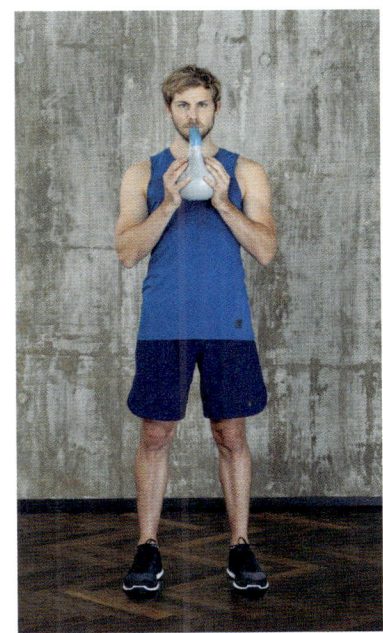
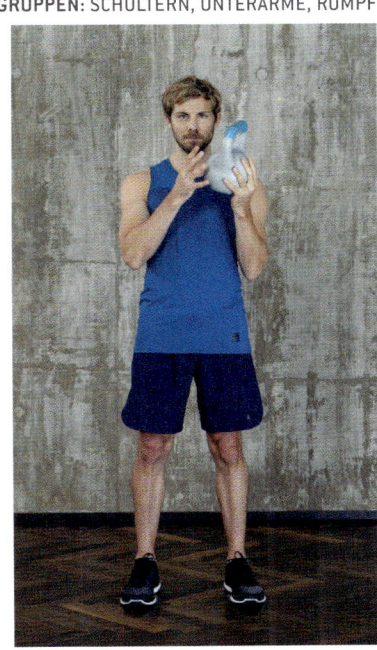

AUSFÜHRUNG

- Den Kettlebell zunächst langsam und kontrolliert von Hand zu Hand werfen und die Ellbogen dabei dicht am Körper halten.
- Die Hände nicht zu weit öffnen und die Schultern aktiv nach hinten ziehen.
- Die Spannung im Oberkörper halten und möglichst gerade und aufrecht stehen.
- Wenn die Übung sicher beherrscht wird, können die Hände weiter geöffnet werden.

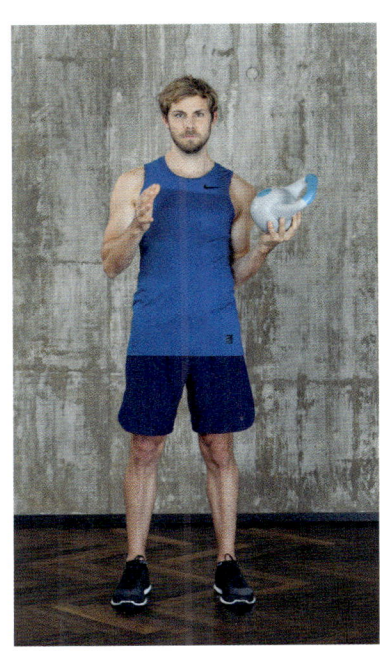
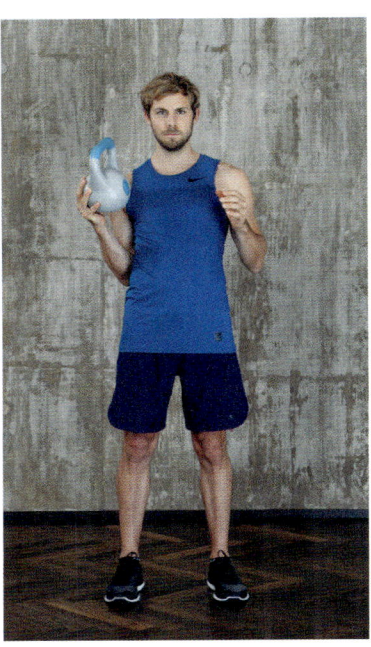

EINARMIGES DRÜCKEN MIT KETTLEBELL

Diese Übung ist dem Hanteltraining sehr ähnlich. Allerdings ist hier eine stärkere Kontrolle über den Kettlebell erforderlich und damit auch mehr Konzentration und Körperspannung.

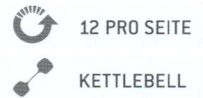

12 PRO SEITE

KETTLEBELL

MUSKELGRUPPEN: SCHULTERMUSKULATUR, TRIZEPS

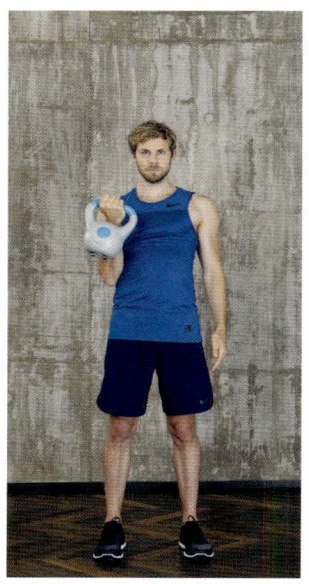
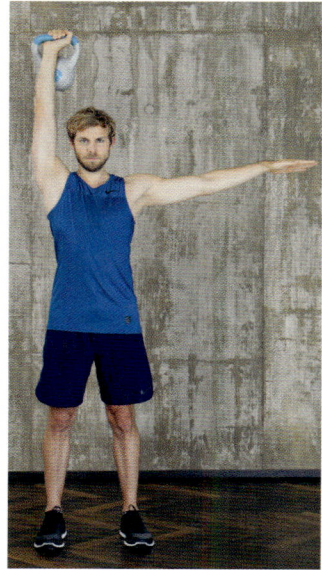

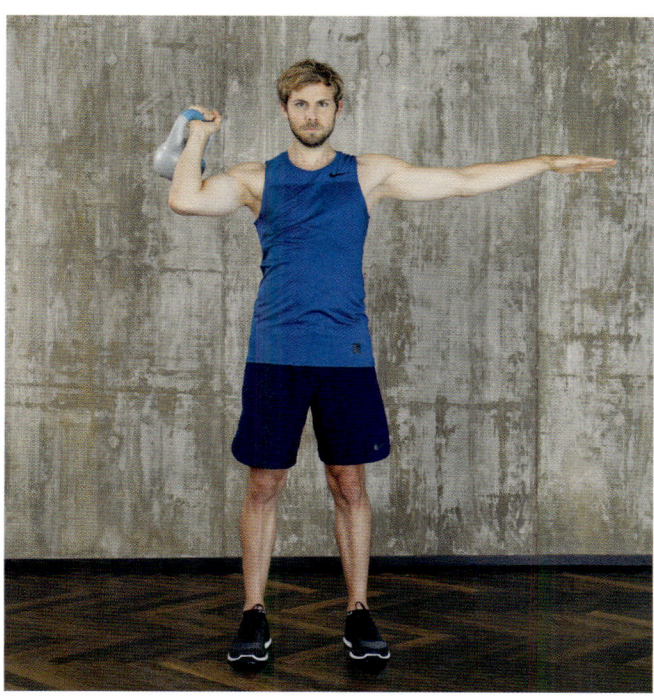

AUSGANGSPOSITION

- Aufrechter Stand.
- Die Beine sind etwa schulterbreit geöffnet.
- Der Kettlebell wird mit einer Hand am Bogen gehalten.
- Der Arm mit dem Kettlebell ist angewinkelt, die Hand Richtung Schulter geführt.
- Der Ellbogen ist eng am Körper.
- Der andere Arm hängt locker herab.

AUSFÜHRUNG

- Den Arm mit dem Kettlebell nach oben strecken und gleichzeitig den Arm in der Schulter nach außen drehen, sodass der Kettlebell hinter der Hand liegt und die Handfläche nach vorn zeigt.
- Dann den Arm wieder nach innen rotieren und den Ellbogen zum Körper ziehen.
- Zum Ausgleich kann der andere Arm zur Seite gestreckt werden.
- Anschließend die Arme wechseln.

STÜTZ AUF DEM BALL

Diese Variation trainiert besonders das Nerven-Muskel-Zusammen-spiel, was zu mehr Kraftkapazität führt. Diese Komponente sollte man bei einem gezielten Training nicht vernachlässigen.

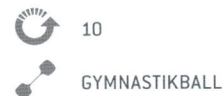

10

GYMNASTIKBALL

MUSKELGRUPPEN: BRUST-, ARM- UND BAUCHMUSKULATUR

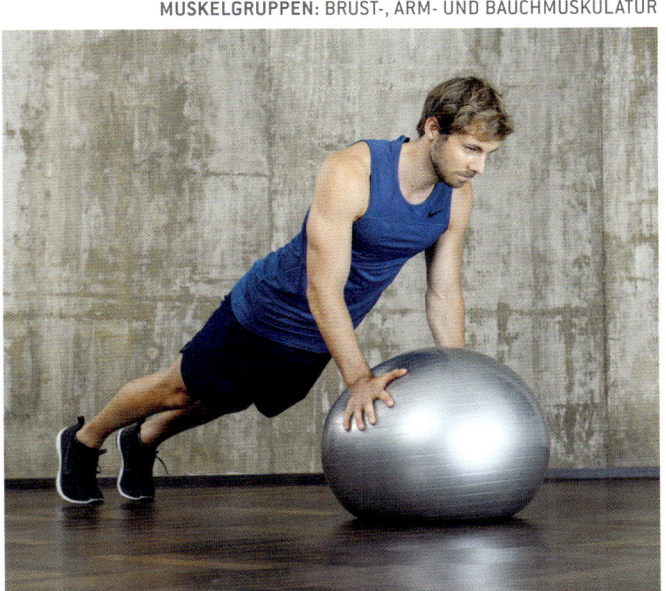

AUSGANGSPOSITION

- Den Ball vor dem Körper platzieren und in eine Liegestützposition auf dem Ball kommen.
- Das Brustbein steht über dem Ball.
- Die Hände sind eher seitlich am Ball aufgesetzt.
- Die Beine sind gestreckt.
- Die Fußspitzen sind aufgestellt.

AUSFÜHRUNG

- Liegestütze ausführen, also die Arme im Wechsel beugen und wieder strecken.
- Die Bewegung langsam ausführen und nur so weit, wie der Ball kontrolliert werden kann.
- Das Brustbein bleibt möglichst über dem Ball.
- Der Kopf bleibt in Verlängerung zur Wirbel-säule, der Blick ist zum Boden gerichtet.
- Das Kinn ist leicht zur Brust gezogen.

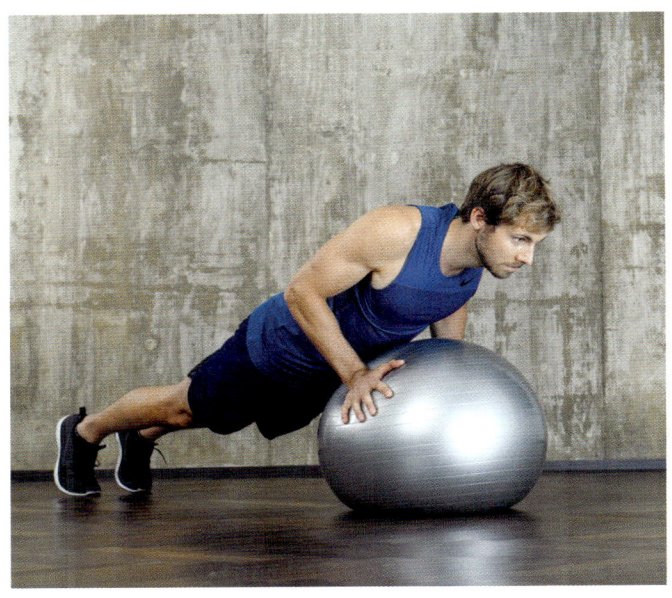

KLATSCHEN IM STÜTZ

Diese Übung ist ein „Oldtimer" aus dem Schulsport und hat ein Comeback im funktionellen Training erfahren. Damit lassen sich Kraftausdauer und Koordination verbessern.

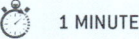 1 MINUTE

MUSKELGRUPPEN: ARM-, BRUST- UND SCHULTERMUSKULATUR

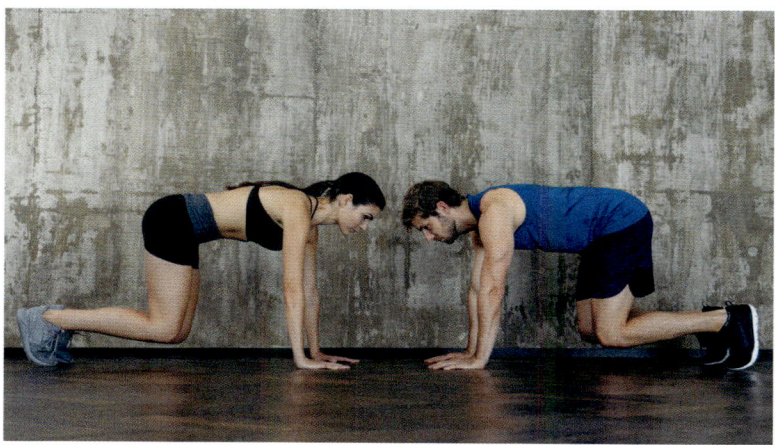

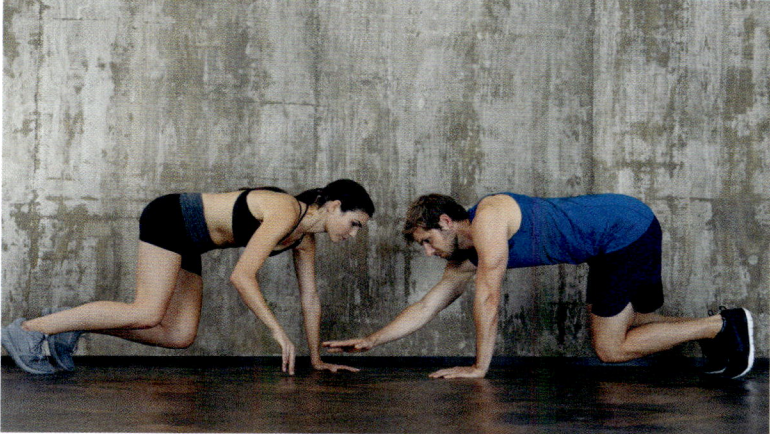

AUSGANGSPOSITION

- Beide Partner sind im Vierfüßlerstand, einander direkt gegenüber.
- Der Abstand zwischen ihnen sollte so groß sein, dass die Köpfe auch bei der späteren Bewegung nicht aneinandergeraten, aber die Hand des jeweils anderen noch erreicht werden kann.
- Die Fußspitzen sind aufgestellt.
- Die Hände sind unter den Schultern auf dem Boden aufgestützt.
- Die Knie sind unter den Hüften, aber vom Boden abgehoben.
- Der Po ist auf Höhe der Schultern, der Rücken ist gerade.

AUSFÜHRUNG

- Ein Partner beginnt und versucht, die diagonal gegenüberliegende Hand des anderen zu treffen, also „abzuklatschen".
- Der andere Partner versucht, die Hand schnell genug wegzuziehen, um das Abklatschen zu verhindern.
- Dann umgekehrt.
- Immer im Wechsel.

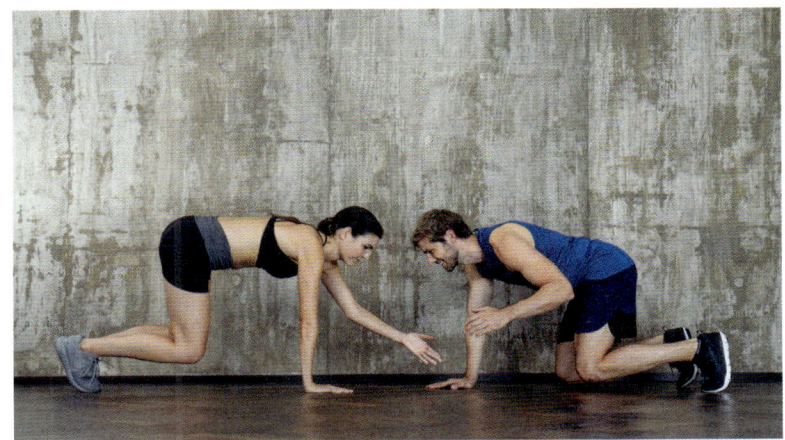

TIPP

Der Schwierigkeitsgrad lässt sich deutlich erhöhen, wenn beide Partner im Liegestütz sind.

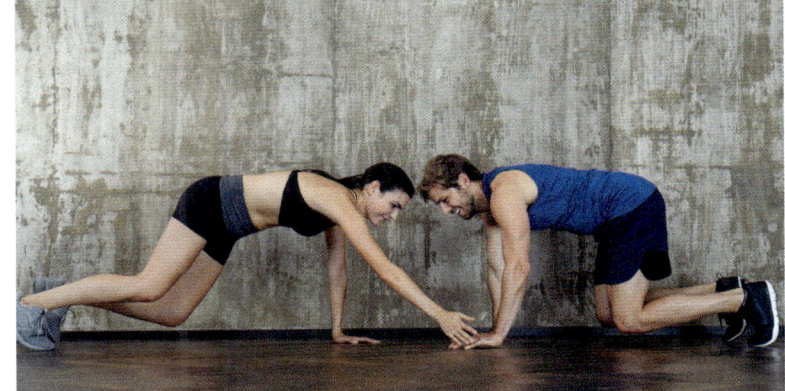

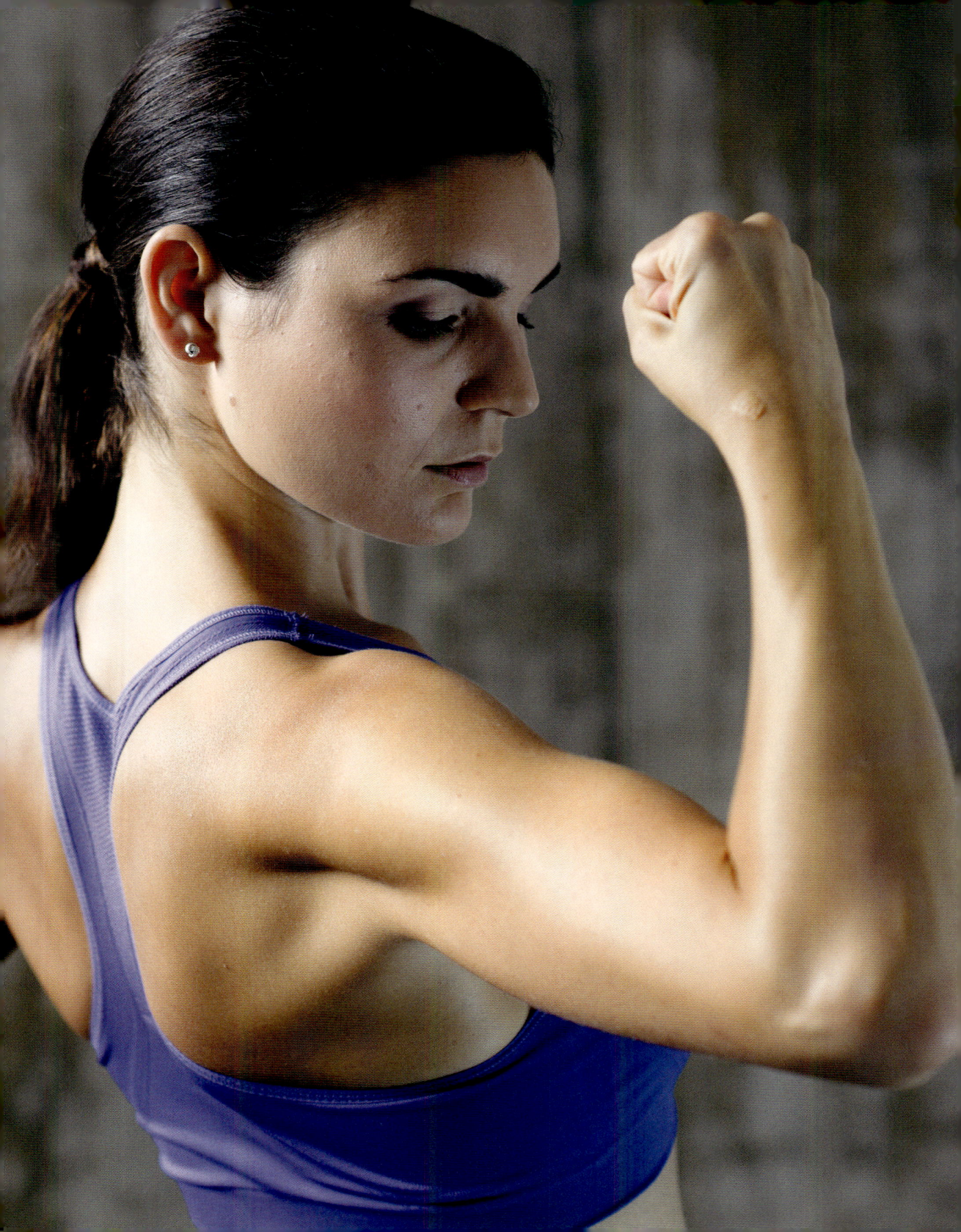

DEFINIERTE

ARME

UNTERARMSTÜTZ AUF DEM BALL

Diese Übung geht in die Tiefe der Muskulatur und erfordert viel Konzentration und Körperstabilität. Besonders die Stützmuskulatur, also der gesamte Schultergürtel, wird hier trainiert.

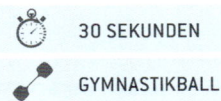

30 SEKUNDEN

GYMNASTIKBALL

MUSKELGRUPPEN: SCHULTERN, RUMPFVORDERSEITE

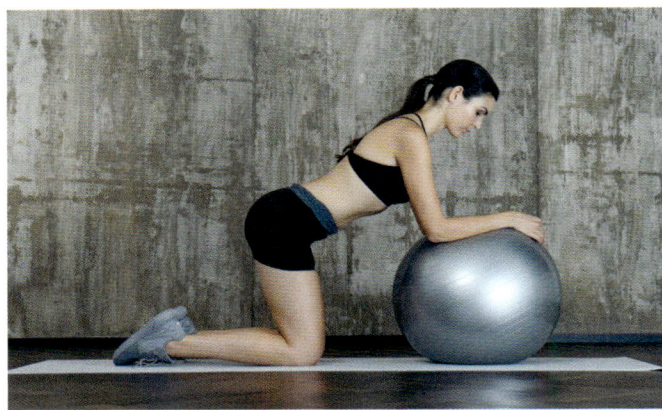

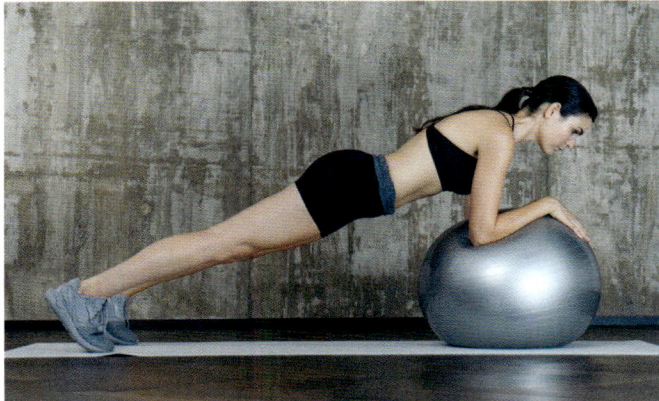

FÜR FORTGESCHRITTENE

AUSGANGSPOSITION

- Kniestand vor dem Ball.
- Der Ball liegt vor dem Körper.
- Die Unterarme liegen mittig auf dem Ball.
- Knie und Füße sind auf dem Boden.

AUSFÜHRUNG

- Die Beine strecken und mit den Unterarmen aktiv auf dem Ball abstützen.
- Den Körper so weit nach oben drücken, bis auch die Brust den Ball nicht mehr berührt.
- Versuchen Sie, die Position und die Kontrolle über den Ball zu halten, auch wenn es sehr wackelig ist.

TIPP

Leichter wird's, wenn die Beine mehr gebeugt werden.

STÜTZ AUF DER ROLLE

Diese Übung steigert das Kraftpotenzial in Armen und Brust.
Sie erreicht nicht nur die großen Muskelgruppen, sondern auch kleine
Muskeln, die die Bewegung unterstützen.

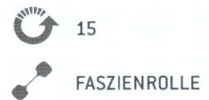

15

FASZIENROLLE

MUSKELGRUPPEN: BIZEPS, TRIZEPS, BRUST- UND SCHULTERMUSKULATUR

AUSGANGSPOSITION

- Vierfüßlerstand.
- Die Rolle liegt quer vor dem Körper.
- Die Hände sind in etwa schulterbreitem Abstand auf die Rolle gestützt.
- Die Brust ist über der Rolle.
- Die Arme sind locker gestreckt.
- Die Finger zeigen nach vorn, die Ellbogen zeigen Richtung Boden.
- Die Knie sind etwas hinter der Hüfte.
- Die Füße sind angehoben und liegen übereinander.

AUSFÜHRUNG

- Die Arme zunächst nur leicht beugen und wieder strecken.
- Die Ellbogen eng am Körper halten und nicht nach außen richten.
- Die Füße bleiben vom Boden abgehoben.
- Sobald die Übung richtig beherrscht wird, den Stütz tiefer werden lassen.
- Die Brust sollte über der Rolle bleiben.

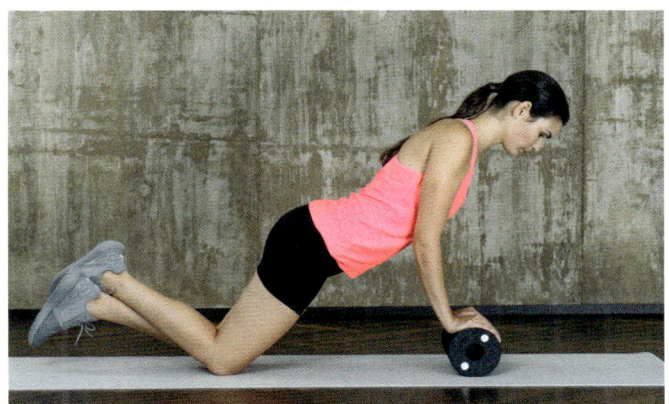

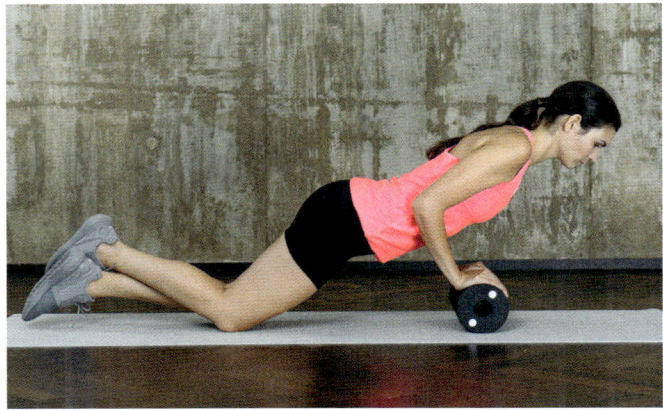

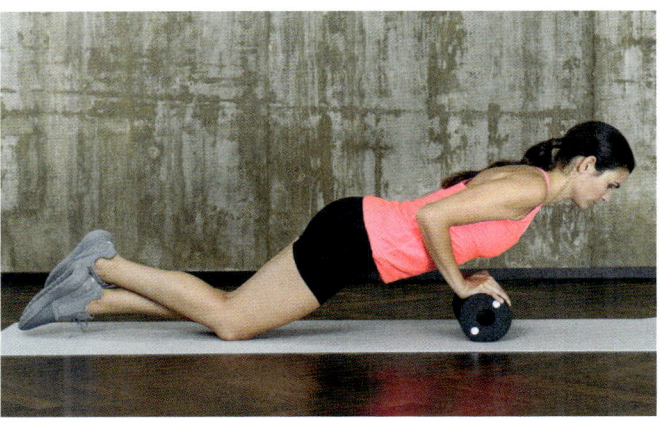

SCHULTERHEBEN MIT DEM KETTLEBELL

Hier ist die gesamte Rotatorenmanschette im Einsatz, also die Muskeln, die das Schultergelenk sichern. Unterstützend wirken die Rücken- sowie ein Teil der vorderen Rumpfmuskulatur mit.

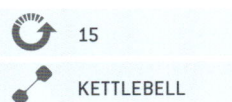

15

KETTLEBELL

MUSKELGRUPPEN: SCHULTERN, SEITLICHER UND OBERER RÜCKEN

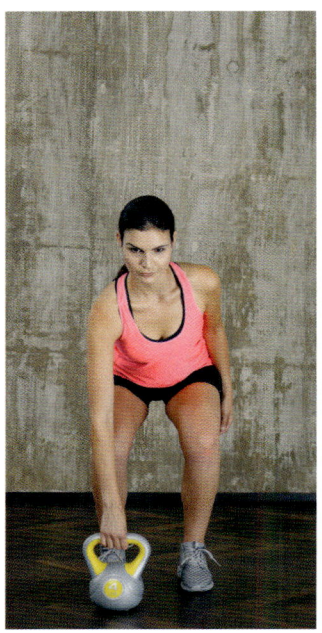

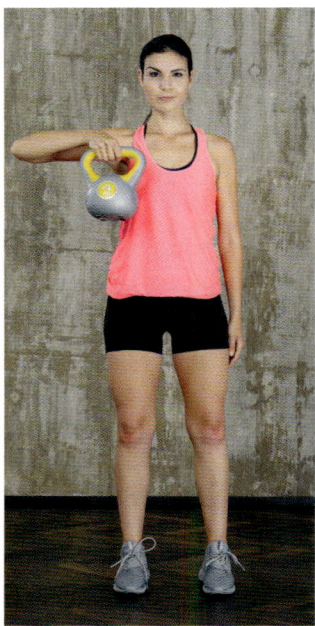

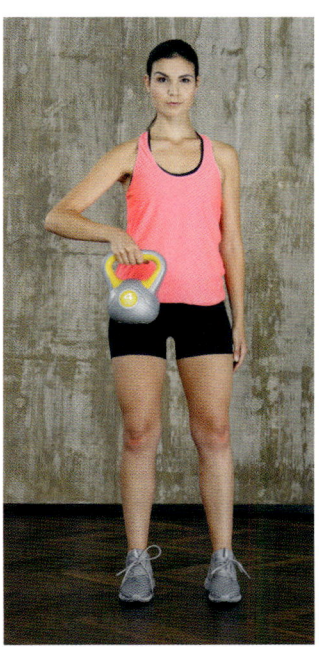

AUSGANGSPOSITION

- Aufrechter, stabiler Stand.
- Die Beine sind etwa schulterbreit geöffnet.
- Der Kettlebell liegt vor dem Körper auf dem Boden.
- Mit geradem Rücken nach vorn beugen, in die Knie gehen und den Kettlebell mit der rechten Hand am Bogen greifen.
- Der Handrücken zeigt dabei nach vorn.
- Der Arm ist gestreckt.
- Der andere Arm hängt locker an der Seite.

AUSFÜHRUNG

- Wieder aufrichten und den Kettlebell mit anheben.
- Den Arm beugen und den Ellbogen nach oben bis auf Schulterhöhe ziehen.
- Der Oberarm ist in einer Linie mit der Schulter.
- Nun den Arm im Wechsel beugen und strecken, ohne dass sich der Oberkörper mitbewegt.
- Nach 15 Wiederholungen die Arme wechseln.

KREISEL

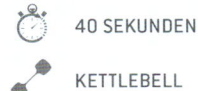

40 SEKUNDEN

KETTLEBELL

Eine intensive Übung zur Kräftigung der Armmuskulatur, bei dem der Kettlebell um den Kopf herumgeführt wird. Die Bauchmuskulatur arbeitet stabilisierend mit.

MUSKELGRUPPEN: BIZEPS, TRIZES, SCHULTERMUSKULATUR

AUSGANGSPOSITION

- Aufrechter, stabiler Stand.
- Die Füße sind etwas geöffnet.
- Der Kettlebell wird mit dem Griff nach unten mit beiden Armen vor der Brust gehalten.
- Der Rücken ist gerade.
- Der Blick ist nach vorn gerichtet.

AUSFÜHRUNG

- Den Kettlebell auf Kopfhöhe anheben und um den Kopf herumführen.
- Der Kopf bewegt sich dabei nicht.
- Die Rumpfspannung halten.
- Erst in eine Richtung kreisen, nach ca. 20 Sekunden die Richtung wechseln.

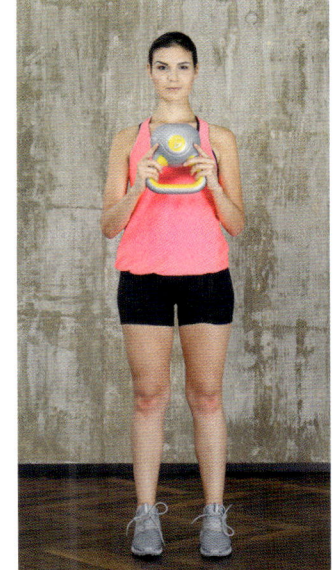

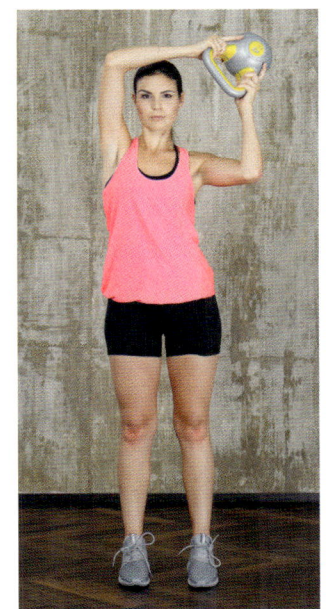

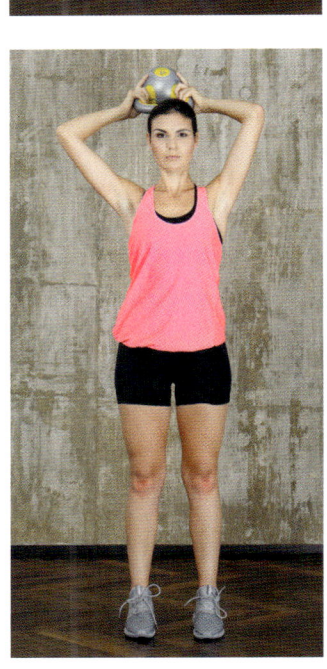

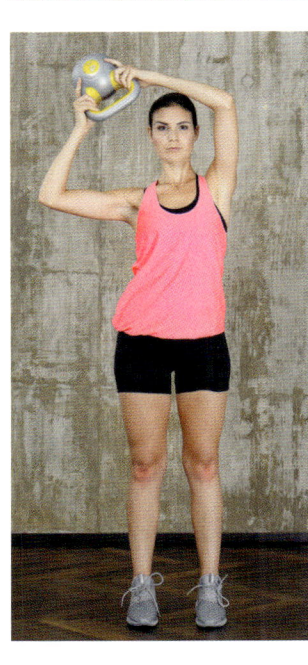

WECHSEL IM STÜTZ

Dies ist eine optimale Stabilitätsübung. Der Bewegungsablauf wird hauptsächlich durch die tiefe Bauchmuskulatur gesteuert. Die Arbeit wird vor allem in den Armen zu spüren sein.

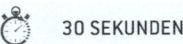 30 SEKUNDEN

MUSKELGRUPPEN: BRUST-, ARM- UND BAUCHMUSKULATUR

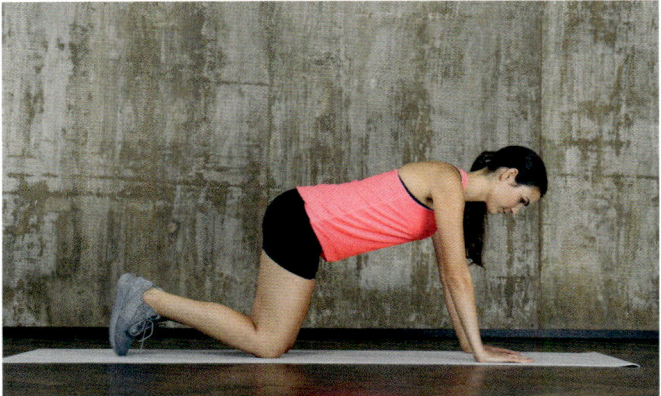

FÜR FORTGESCHRITTENE

AUSGANGSPOSITION

- Aus dem Vierfüßlerstand in eine Liegestützposition kommen
- Die Hände sind unter den Schultern.
- Die Beine sind gerade ausgestreckt, die Fußspitzen aufgestellt.
- Der Kopf ist in Verlängerung des Rückens, der Blick ist nach unten gerichtet.
- Der Körper ist in einer Linie.

AUSFÜHRUNG

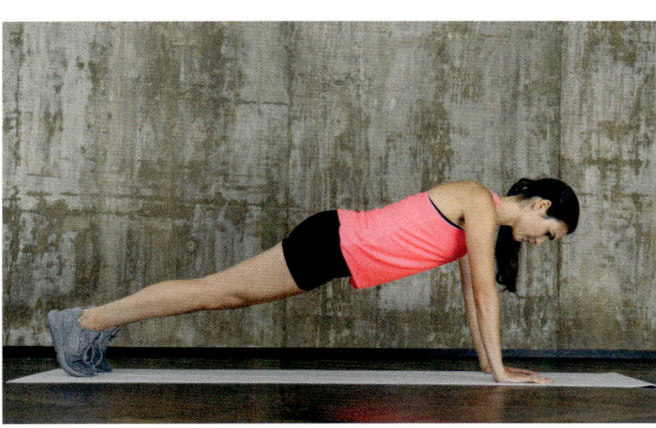

- Die Unterarme nacheinander auf den Boden setzen, zunächst den rechten, dann den linken.
- Die Ellbogen sind nun unter den Schultern.
- Anschließend eine Hand nach der anderen wieder unter der Schulter aufsetzen.
- Mit beiden Armen zurück nach oben in den Liegestütz drücken.
- Die Position halten – am besten zählen Sie kurz bis 15 – und dann die Bewegungsfolge wiederholen.
- Diesmal mit dem linken Arm beginnen.
- Das Atmen nicht vergessen!

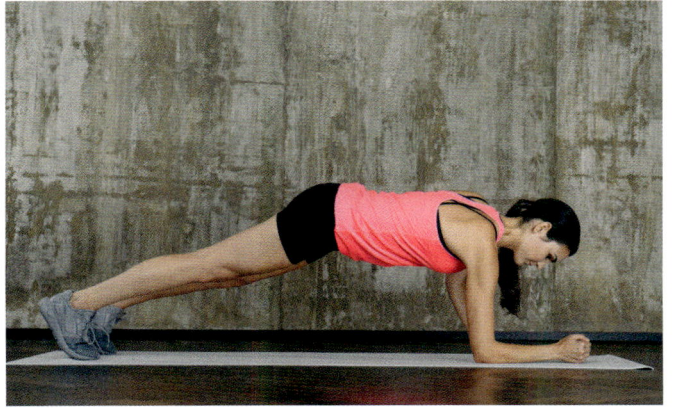

TIPP

Führen Sie die Bewegung langsam und kontrolliert aus, nehmen Sie sich Zeit. Achten Sie darauf, dass Sie nicht ins Hohlkreuz geraten. Versuchen Sie, die Körperspannung über die komplette Übungsdauer zu halten. Ziehen Sie den Bauchnabel aktiv nach innen.

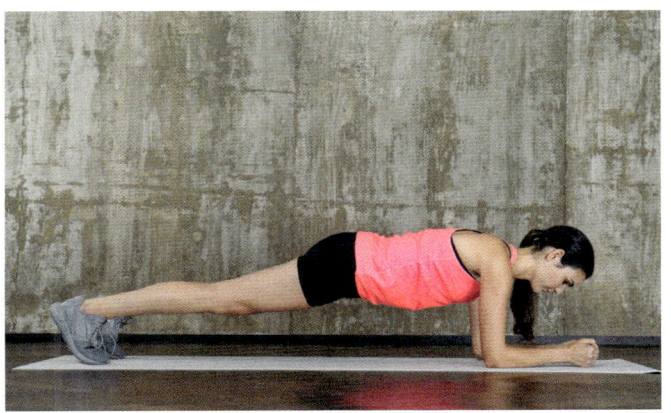

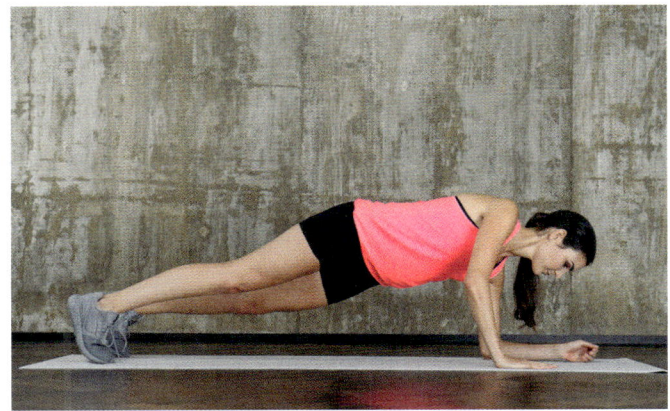

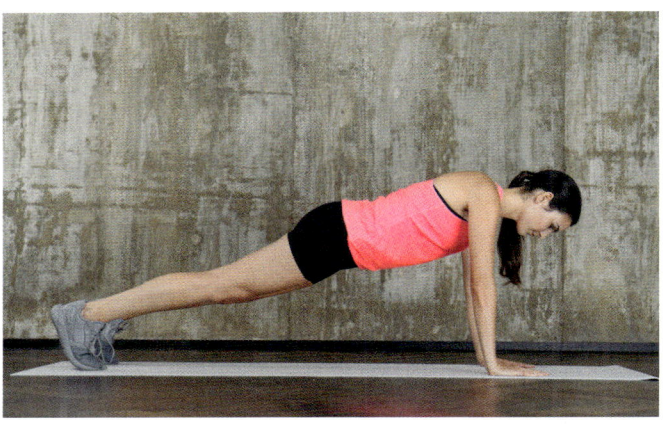

LIEGESTÜTZWANDERN

Durch den Wechsel zwischen engen und weiten Stützen werden verschiedene Anteile der Brust- und Armmuskulatur erreicht. Die Übung wird zudem anspruchsvoller.

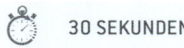 30 SEKUNDEN

MUSKELGRUPPEN: BRUST-, ARM- UND SCHULTERMUSKULATUR

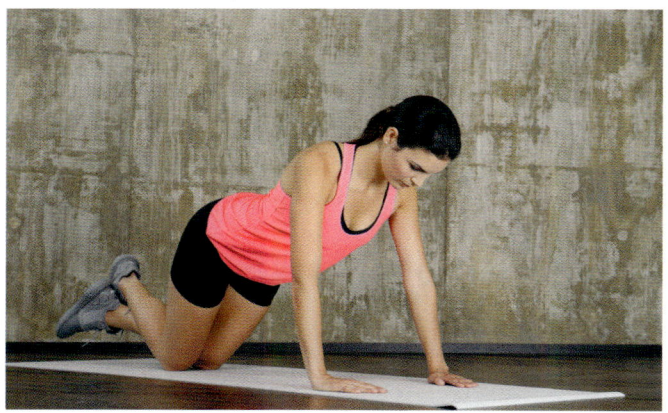

AUSGANGSPOSITION

- Vierfüßlerstand.
- Die Hände sind unter den Schultern aufgestützt, dabei etwas nach innen gedreht, sodass die Ellbogen nach außen zeigen.
- Die Knie sind unter der Hüfte.
- Der Kopf ist in der Verlängerung des Rückens, der Blick ist nach unten gerichtet.
- Der Rücken ist gerade.
- Der Bauchnabel ist nach innen gezogen.

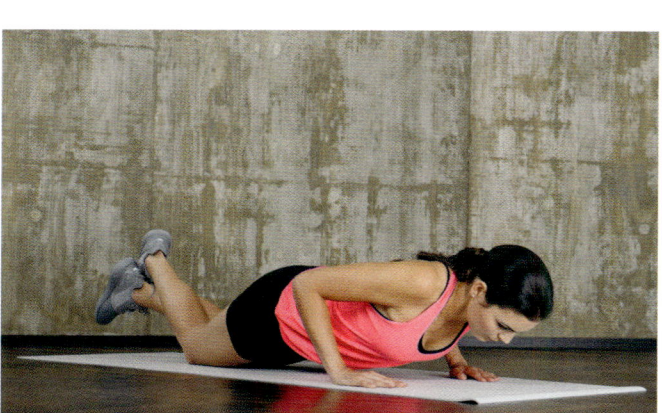

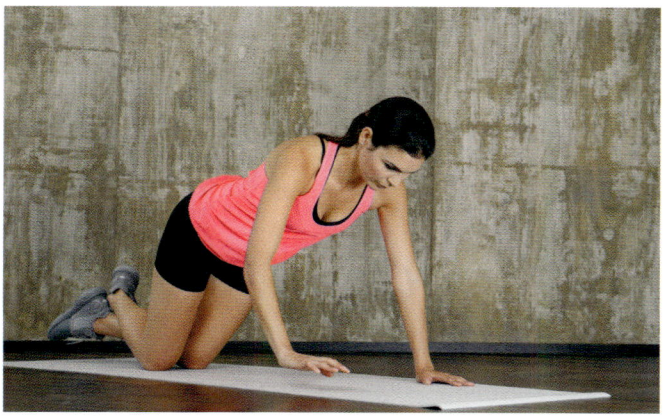

AUSFÜHRUNG

- Aus dieser Position einen Liegestütz ausführen, also die Arme beugen und wieder strecken.
- Achten Sie darauf, dass das Gewicht auf beiden Armen gleich verteilt ist.
- Nun die rechte Hand etwas nach außen setzen, neben den Mattenrand.
- Dabei den Oberkörper mitbewegen.
- Erneut einen Liegestütz ausführen.
- Wieder in die Mitte und in die Ausgangsposition zurückkehren.
- Einen Liegestütz ausführen.
- Nun die linke Hand nach außen setzen.
- Den Oberkörper mitbewegen.
- Einen Liegestütz ausführen.
- Zurück in die Mitte, einen Liegestütz ausführen.
- Für 30 Sekunden in diesem Wechsel bleiben.

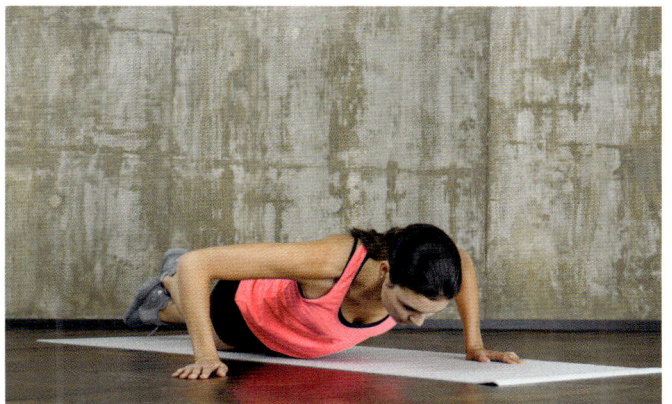

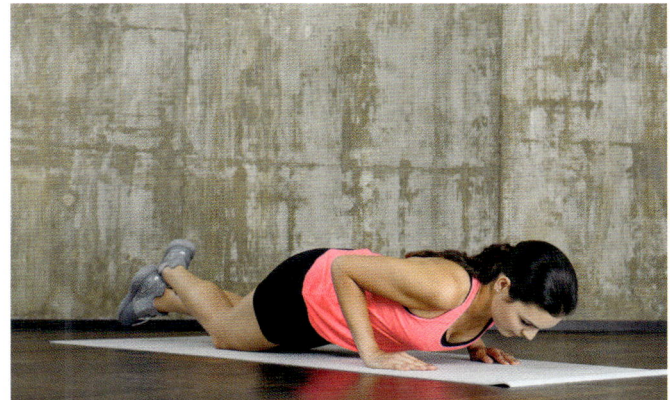

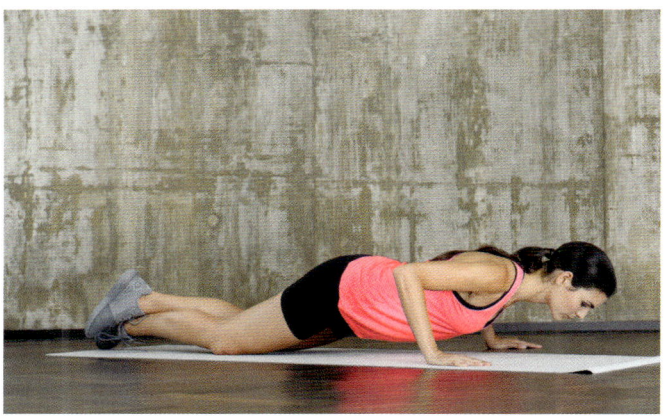

ÜBERKOPFDRÜCKEN

Diese Übung formt die gesamte Armmuskulatur und verleiht ihr mehr Kraft. Der Einsatz des Kettlebells erfordert mehr Stabilität und Gleichgewichtssinn.

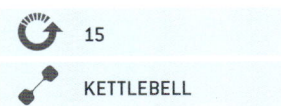 15

KETTLEBELL

MUSKELGRUPPEN: BIZEPS, TRIZEPS, SCHULTERMUSKULATUR

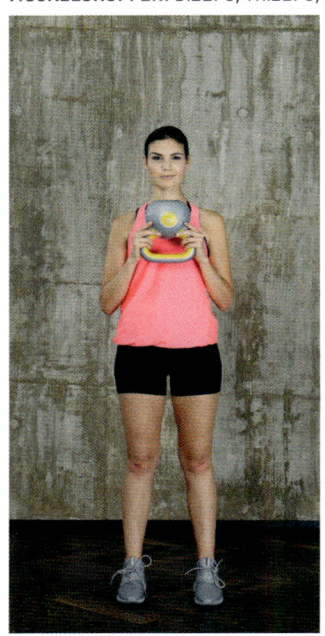

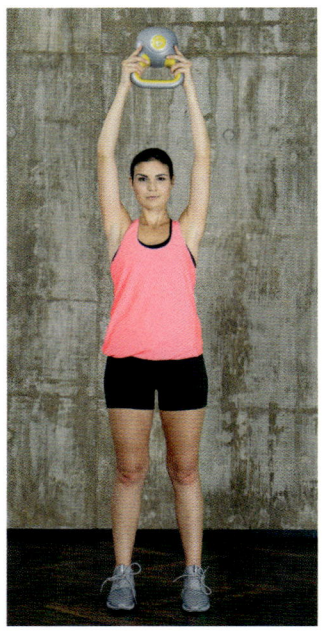

AUSGANGSPOSITION

- Aufrechter, stabiler Stand.
- Die Beine sind etwa schulterbreit geöffnet.
- Der Kettlebell wird mit beiden Händen auf Brusthöhe gehalten.
- Der Griff zeigt nach unten.

AUSFÜHRUNG

- Beide Arme gerade nach oben strecken und den Kettlebell über den Kopf führen.
- Dann wieder zurück auf Brusthöhe führen.
- Die Bewegung langsam und kontrolliert ausführen.

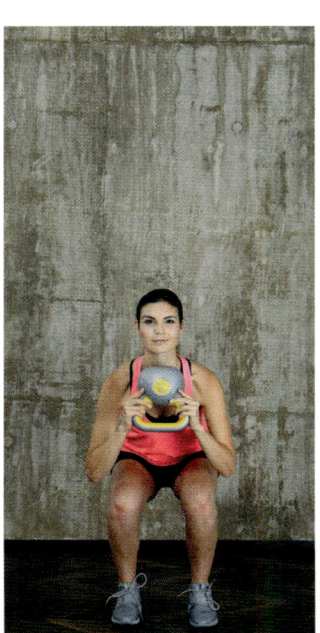

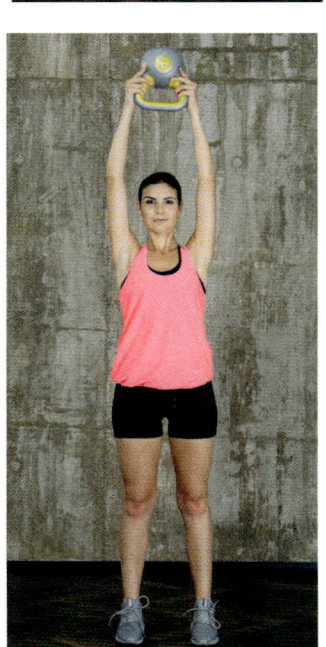

TIPP

Höherer Schwierigkeitsgrad:

Aus der Kniebeuge beginnen.

Mit dem Anheben des Kettlebells den gesamten Körper aufrichten, also aus der Kniebeuge in den Stand kommen.

PARTNER-DIPS

15

Kräftigung der Arm- und Rückenmuskulatur. Die umgekehrte Bankposition verbessert die Fähigkeit, den gesamten Körper zu stabilisieren und diese Position über einen gewissen Zeitraum zu halten.

MUSKELGRUPPEN: TRIZEPS, KÖRPERRÜCKSEITE

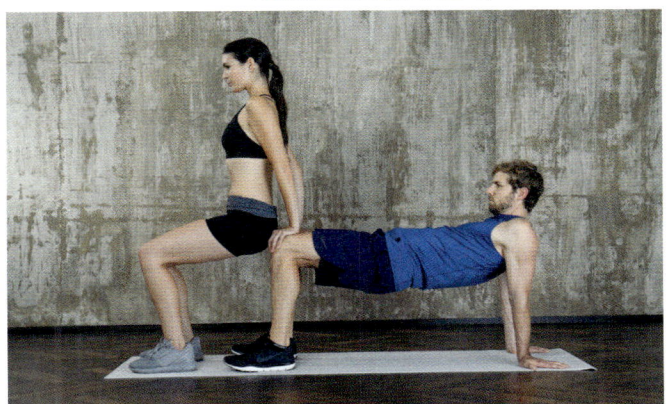

AUSGANGSPOSITION

Ein Partner bildet die Bank:

- Aus dem Sitz die Arme hinter dem Körper aufstützen.
- Die Hände sind unter den Schultern.
- Die Beine sind angewinkelt, die Fußsohlen fest auf dem Boden.
- Der Po ist möglichst hoch angehoben, sodass Rumpf und Oberschenkel ungefähr eine Linie bilden.
- Der andere Partner wendet der „Bank" den Rücken zu und stützt sich rücklings mit den Händen auf den Knien des Partners ab.
- Die Beine sind gebeugt, die Füße sind ungefähr unter den Knien – und vor den Füßen des „Bank"-Partners.

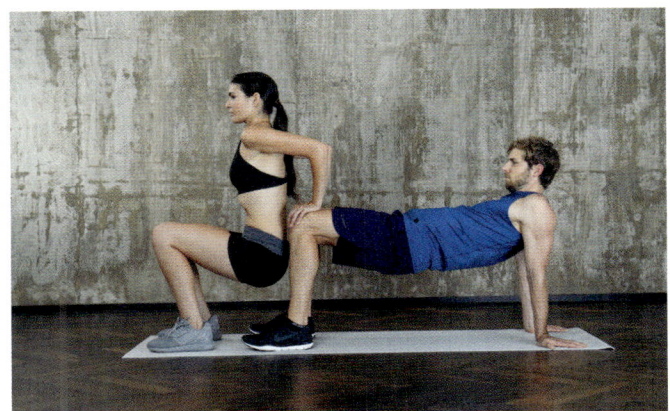

AUSFÜHRUNG

- Nun Dips auf der „Bank" ausführen: Der sich abstützende Partner beugt und streckt die Arme.
- Der Rücken bleibt dabei gerade.
- Die Ellbogen ziehen nicht nach außen, sondern bleiben nah am Körper.
- Der Bauchnabel ist nach innen gezogen.
- Der „Bank"-Partner sollte eine stabile Basis bilden.

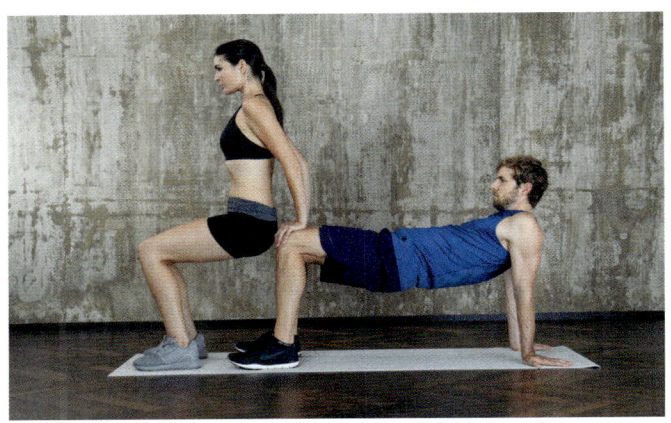

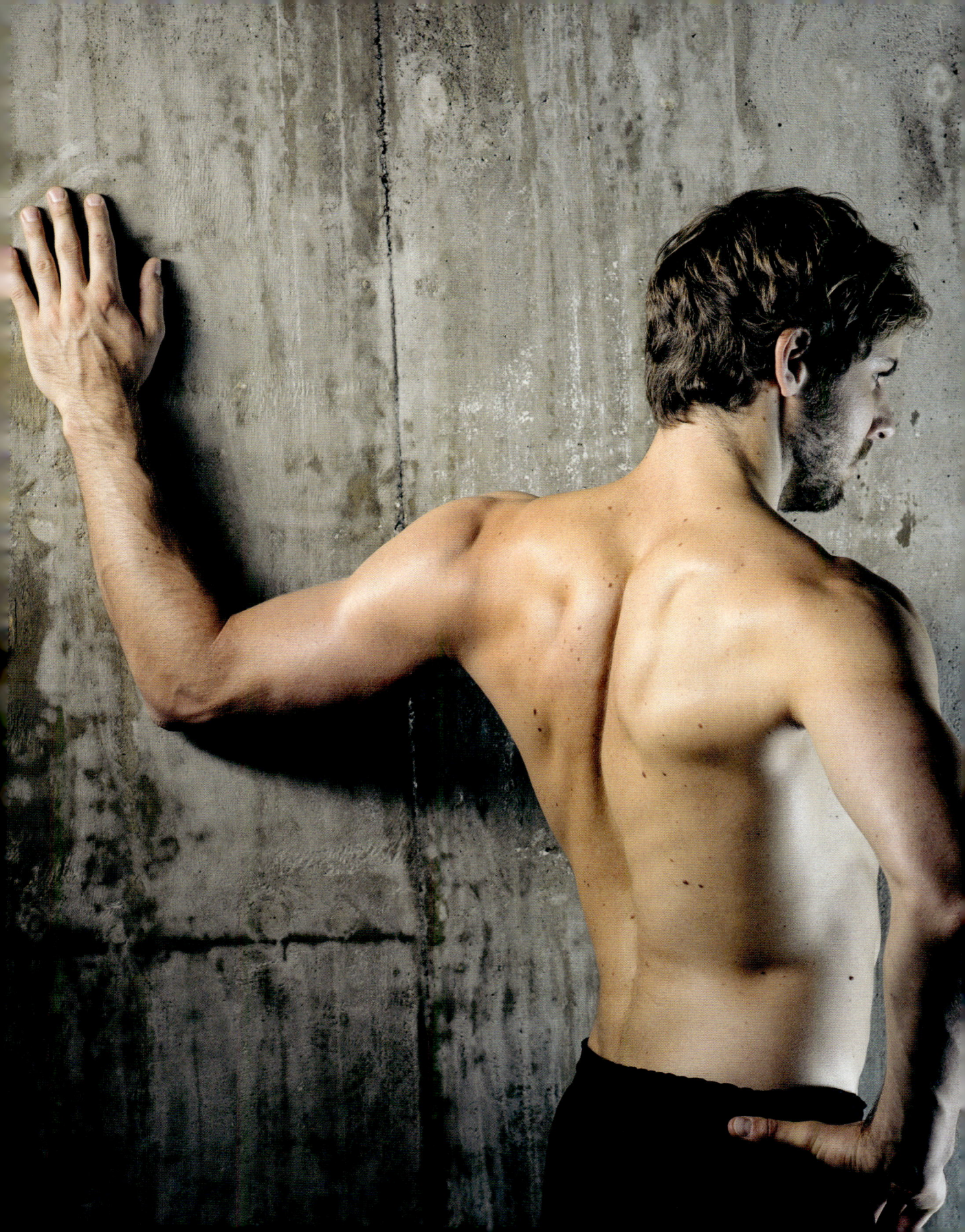

BREITES KREUZ

STARKE BRUST

KREUZ-SCHWINGEN

Hier wird der gesamte Rückenstrecker beansprucht. Je stärker dieser ausgeprägt ist, desto geschützter ist das Wirbelsäulengerüst. Der Kettlebell erhöht den Intensitätsgrad.

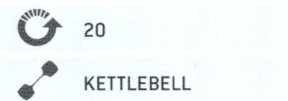 20

KETTLEBELL

MUSKELGRUPPEN: OBERER RÜCKEN, SCHULTERN, OBERSCHENKEL

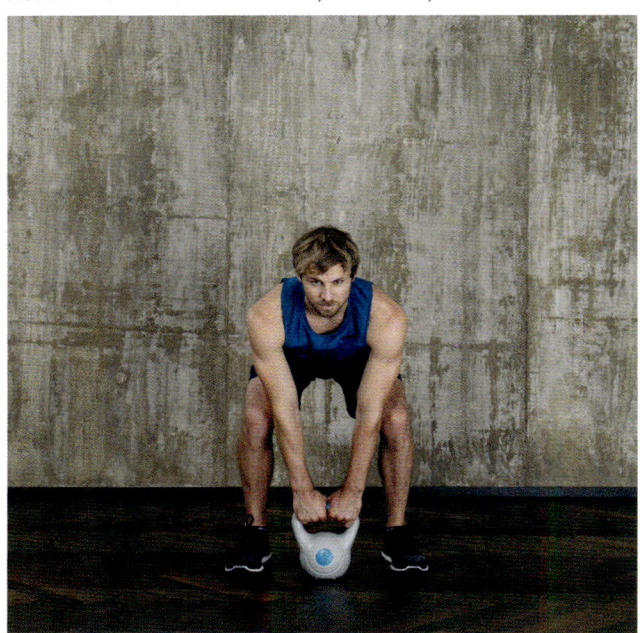

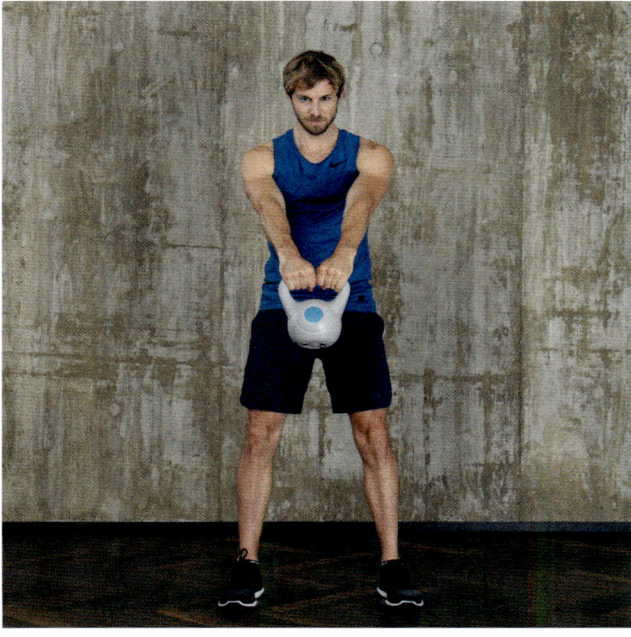

AUSGANGSPOSITION

* Aus dem aufrechten Stand in eine leichte Kniebeuge gehen und mit geradem Rücken nach unten beugen.
* Die Beine sind hüftbreit geöffnet.
* Der Kettlebell liegt vor dem Körper.
* Die Arme sind nach unten ausgestreckt.
* Beide Hände greifen den Bogen des Kettlebells.
* Das Körpergewicht ruht auf den Fersen.
* Der Rücken ist gerade.
* Der Stand ist stabil.

AUSFÜHRUNG

* Die Arme mit dem Kettlebell kontrolliert nach oben schwingen, bis der Kettlebell gerade über dem Kopf ist.
* Dabei den Oberkörper aufrichten.

- Die Arme bilden eine gerade Verlängerung des Rückens.
- Der Bauch des Kettlebells zeigt nach oben.
- Nun den Kettlebell vor den Körper schwingen, ohne die Körperposition zu verändern.
- Die Arme zeigen gerade nach vorn.
- Der Rücken bleibt über die gesamte Bewegungsfolge gerade, die Beine leicht gebeugt.
- Die Bauchspannung unbedingt halten, den Bauchnabel nach innen ziehen.

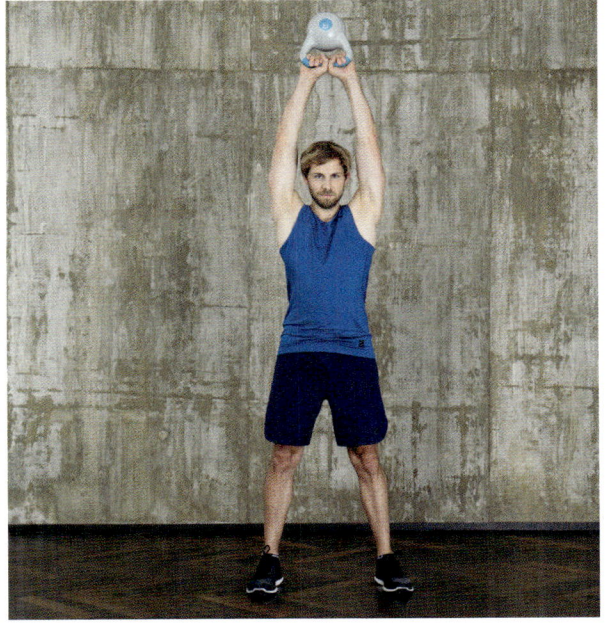

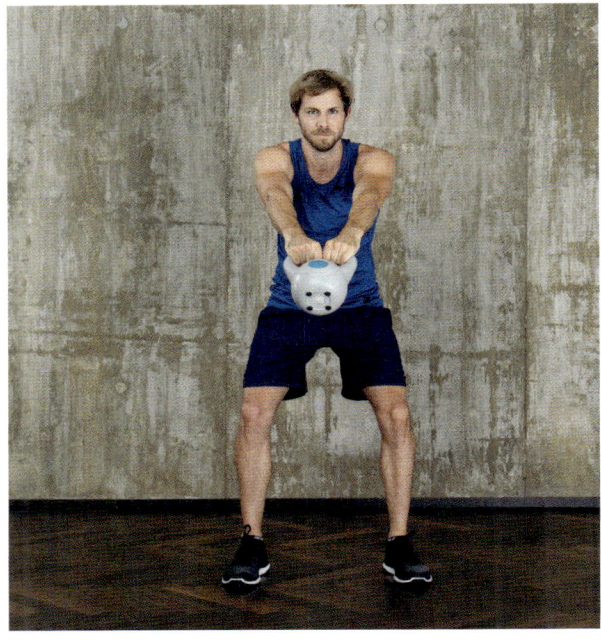

LIEGESTÜTZ MIT HANDCLAP

Diese intensive Übung verlangt Willenskraft und sehr viel Konzentration. Sie trainiert die Muskulatur in ihrer exzentrischen und reaktiven Kraftfähigkeit.

 10

MUSKELGRUPPEN: BRUST-, ARM- UND SCHULTERMUSKULATUR

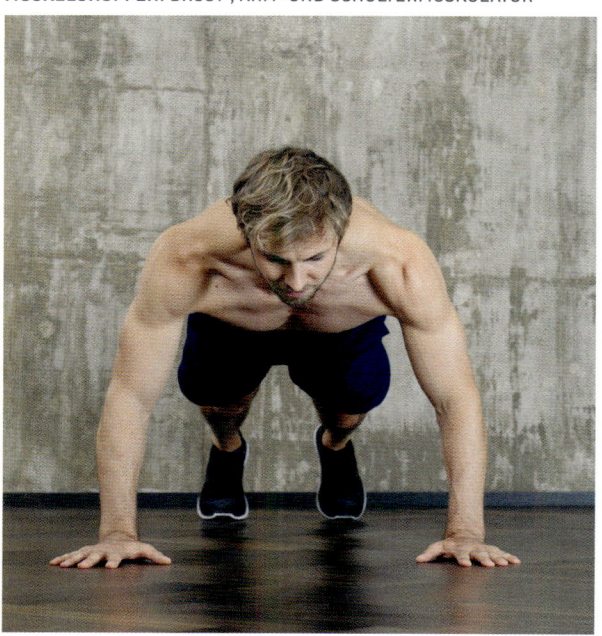

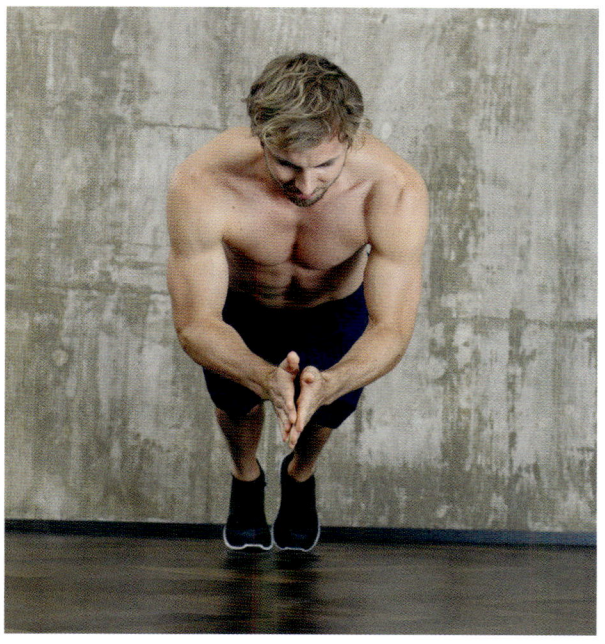

FÜR FORTGESCHRITTENE

AUSGANGSPOSITION

- Liegestützposition.
- Die Arme sind etwas weiter geöffnet.
- Der Körper ist gerade.
- Der Blick ist nach unten gerichtet.

AUSFÜHRUNG

- Die Arme zunächst beugen und anschließend mit so viel Kraft und Explosivität die Arme strecken, dass Sie die Hände vom Boden lösen und einmal in die Hände klatschen können.
- Mit der Landung die Arme direkt wieder beugen.

TIPP

Sie sollten diese Übung nur ausführen, wenn Sie sie sich zu 100 Prozent zutrauen und ein sicheres Gefühl dabei haben.

SCHULTERKLOPFEN IM LIEGESTÜTZ

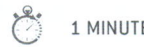 1 MINUTE

Das ist eine herausfordernde Übung zur Verbesserung der Kraftausdauer.
Zudem wird mit der Bewegung die Körperstabilität trainiert.

MUSKELGRUPPEN: BRUST-, SCHULTER- UND ARMMUSKULATUR

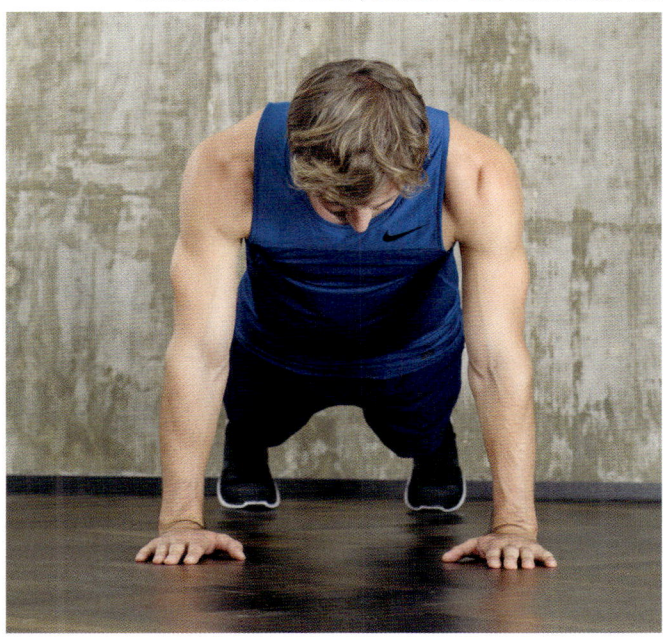

AUSGANGSPOSITION

- Liegestützposition.
- Die Beine sind knapp hüftbreit geöffnet.
- Die Hände sind unter den Schultern aufgestützt.
- Den Kopf ist die Verlängerung der Wirbelsäule.
- Das Kinn ist leicht zur Brust gezogen.

AUSFÜHRUNG

- Die rechte Hand vom Boden lösen und zur linken Schulter führen.
- Kurz abklopfen und die Hand zurück zum Boden führen.
- Die Position dabei möglichst stabil halten.
- Nun die linke Hand zur rechten Schulter führen.
- Immer im Wechsel.
- Mit der Zeit das Tempo erhöhen.

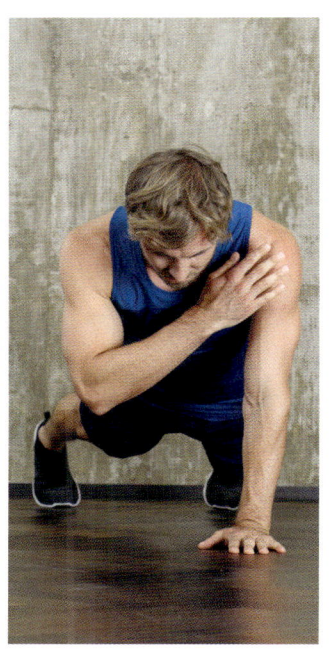

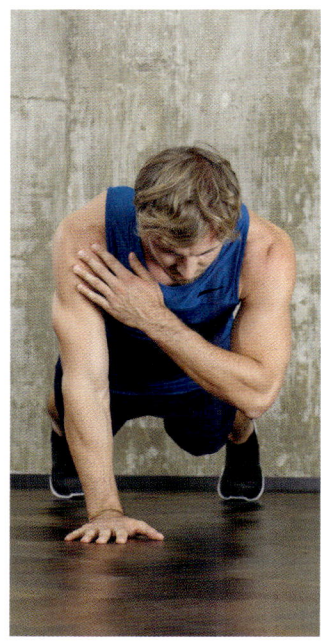

KETTLEBELL-PRESS

Diese Übung ist angelehnt an das klassische Bankdrücken. Hier werden Arm-, Brust- und Rumpfmuskulatur gestärkt.

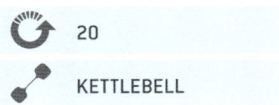

20

KETTLEBELL

MUSKELGRUPPEN: ARM-, BRUST- UND RUMPFMUSKULATUR

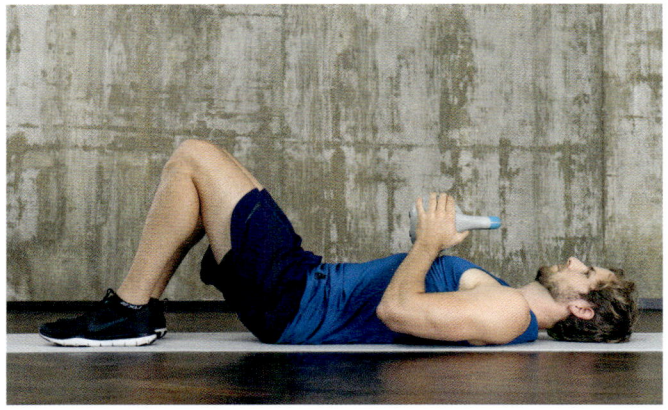

AUSGANGSPOSITION

- Rückenlage.
- Die Beine sind angewinkelt aufgestellt und etwa hüftbreit geöffnet.
- Die Fußsohlen sind auf dem Boden.
- Der Kopf ist abgelegt.
- Das Kinn ist leicht zur Brust gezogen.
- Der Kettlebell wird mit beiden Händen vor der Brust gehalten.
- Der Bogen zeigt in Richtung Kopf.

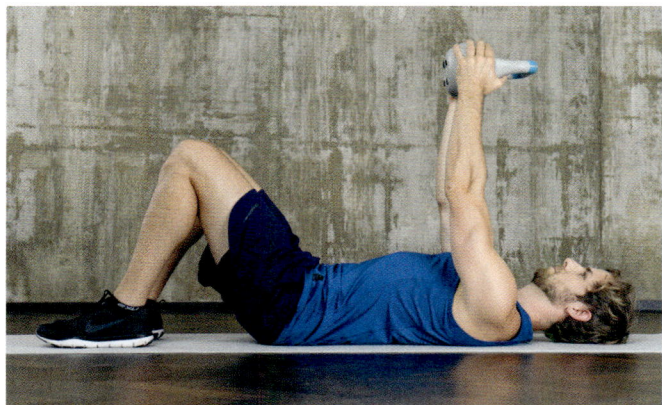

AUSFÜHRUNG

- Beide Arme mit dem Kettlebell in Brusthöhe nach oben ausstrecken.
- Dann die Arme wieder beugen.
- Die Ellbogen zeigen dabei nach außen.
- Die Arme strecken und beugen im Wechsel.
- Die Bewegung langsam und kontrolliert ausführen.

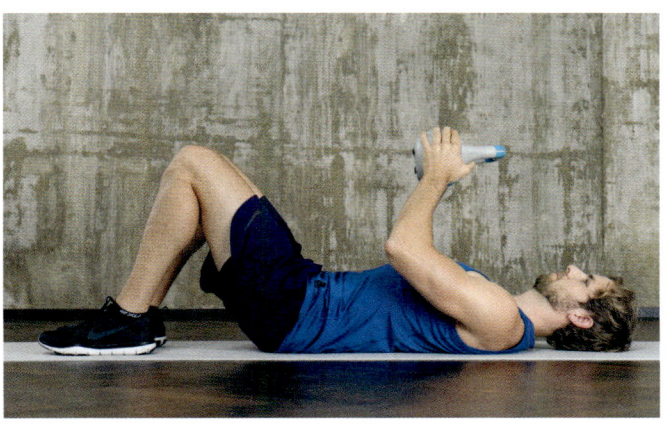

TOWEL-SLIDE

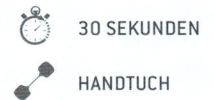

30 SEKUNDEN

HANDTUCH

Eine intensive Übung, die nicht nur für einen starken Brustmuskel sorgt, sondern auch die Stabilität fördert. Zur Ausführung ist ein glatter Boden notwendig.

FÜR FORTGESCHRITTENE

MUSKELGRUPPEN: BRUSTMUSKULATUR

AUSGANGSPOSITION

- Vierfüßlerstand.
- Die Knie sind unter den Hüften auf der Matte.
- Die Hände sind schulterbreit geöffnet und auf einem Handtuch abgestützt, das auf dem glatten Boden liegt.

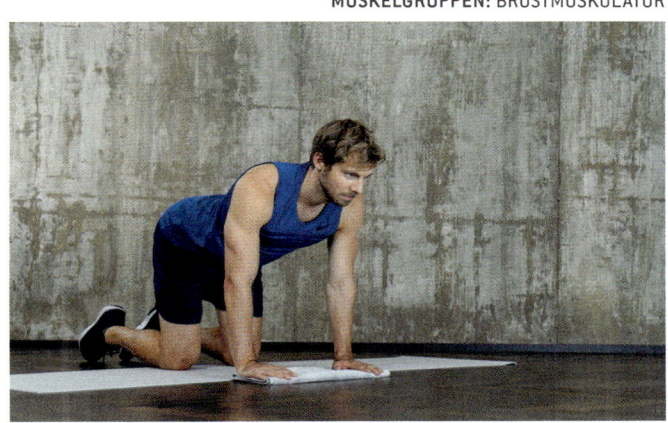

AUSFÜHRUNG

- Das Handtuch mit den Händen nach vorn schieben.
- Dann die Arme mit Druck in den Boden wieder zurückholen.
- Der gesamte Körper geht bei der Bewegung mit.
- Nur so weit schieben, wie die Stabilität im Rumpf gehalten werden kann.

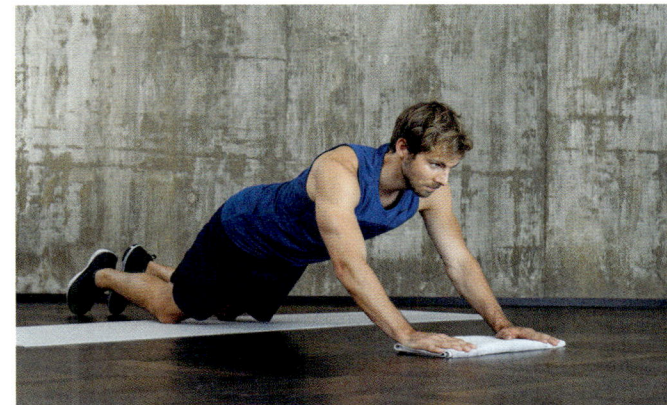

TIPP

Um eventuell zu großen Druck auf die Knie zu vermeiden, ein gefaltetes Handtuch als leichtes Polster unter die Knie legen.

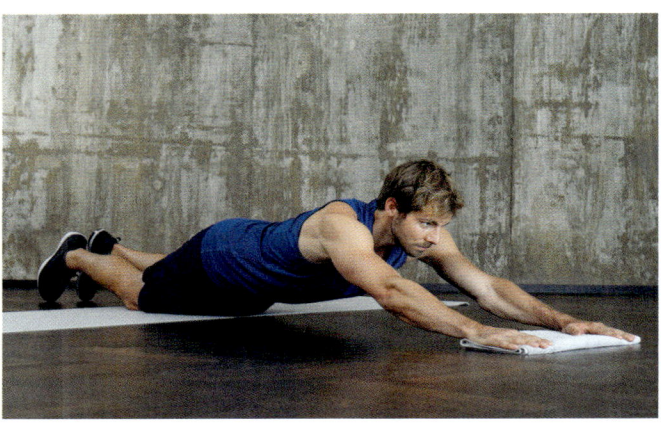

EINARMIGES RUDERN

Diese Übung verleiht der oberen Rücken- und Schultermuskulatur mehr Kraft. Bei der Kniebeuge arbeiten auch Bein- und Gesäßmuskulatur mit.

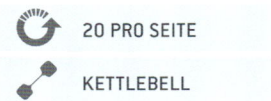

20 PRO SEITE

KETTLEBELL

MUSKELGRUPPEN: RÜCKEN-, SCHULTER-, ARM-, BEIN- UND GESÄSSMUSKULATUR

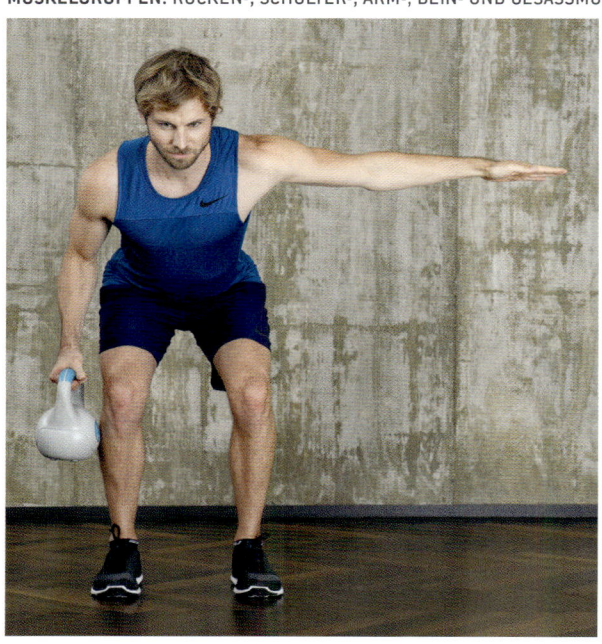

AUSGANGSPOSITION

- Aus dem aufrechten, stabilen Stand in eine Kniebeuge kommen.
- Die Beine sind hüftbreit geöffnet.
- Das Gewicht liegt komplett auf den Fersen.
- Der Rücken ist gerade.
- Der Kettlebell wird von der rechten Hand am Bogen gehalten.
- Der rechte Arm ist locker gestreckt.
- Der linke Arm ist zur Seite ausgestreckt.

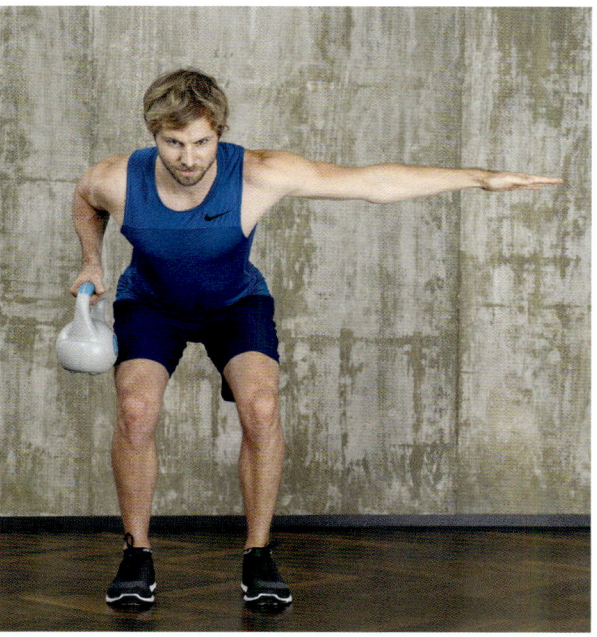

AUSFÜHRUNG

- Den rechten Arm im Wechsel anwinkeln und wieder strecken.
- Dabei aber nicht ganz durchstrecken, damit das Ellbogengelenk geschützt ist.
- Der Rücken ist während der gesamten Übung gerade.
- Der Blick ist zum Boden gerichtet.
- Nach 20 Wiederholungen die Arme wechseln.

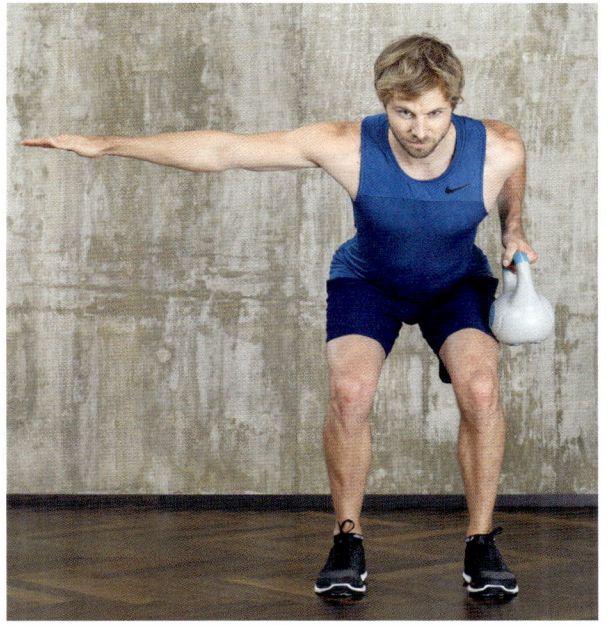

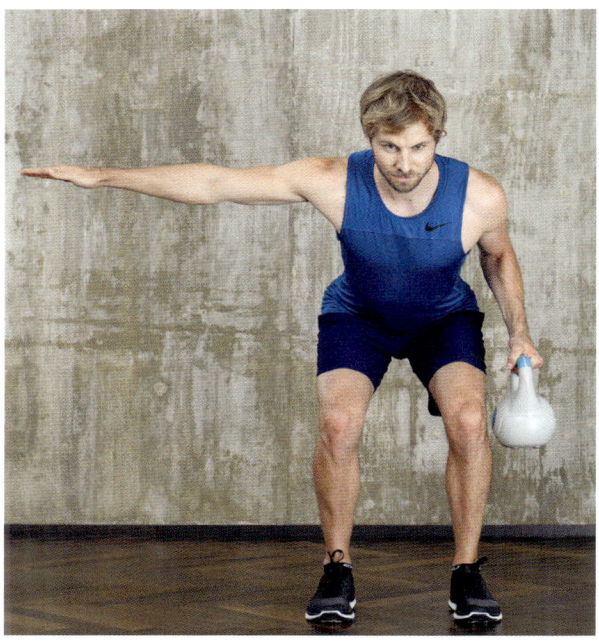

ÜBERGABE AUS DEM SQUAT

Diese Übung lässt einen großen Anteil der Gesamtmuskulatur arbeiten. Hauptsächlich werden aber die großen Muskelgruppen des Rückens, der Brust und der Beine gekräftigt und gestärkt.

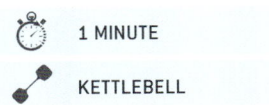

⏱ 1 MINUTE

🏋 KETTLEBELL

MUSKELGRUPPEN: BRUST-, OBERSCHENKEL- UND OBERE RÜCKENMUSKULATUR

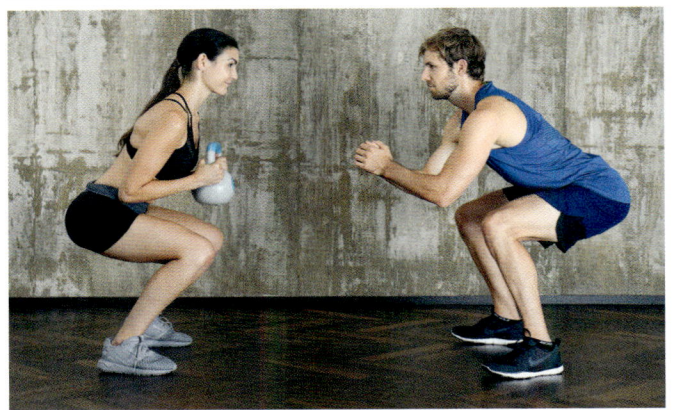

AUSGANGSPOSITION

- Die Partner stehen sich gegenüber, knapp zwei Armlängen voneinander entfernt.
- Stabile Kniebeuge mit weit geöffneten Beinen.
- Die Rücken sind gerade.
- Die Knie sind in einer Linie über den Knöcheln.
- Ein Partner hält den Kettlebell mit beiden Händen.

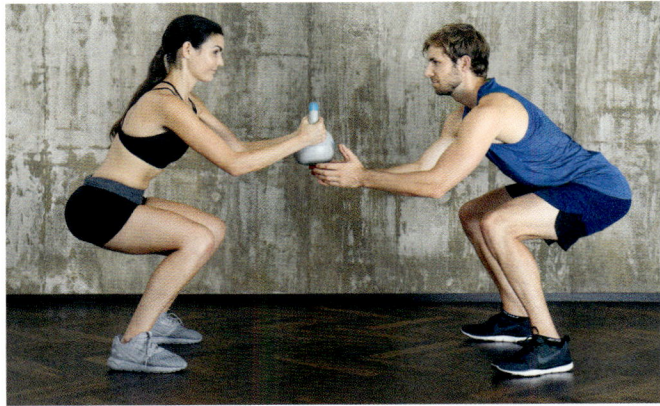

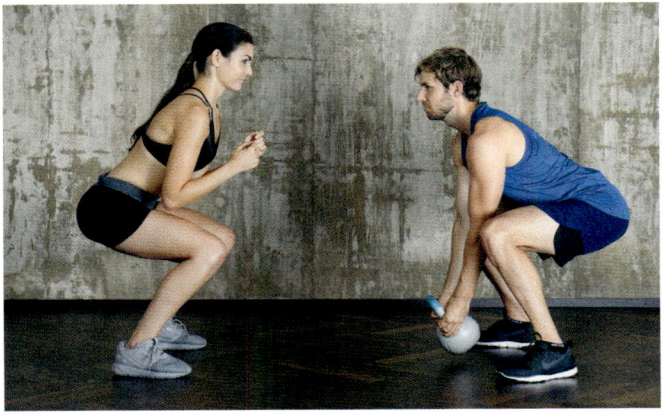

AUSFÜHRUNG

- Der Partner mit dem Kettlebell streckt die Arme nach vorn aus, sodass der andere den Kettlebell übernehmen kann.
- Dieser führt den Kettlebell kurz zum Boden, hebt ihn wieder an und übergibt ihn anschließend an den Partner.
- Der Rücken bleibt während der gesamten Bewegung gerade, der Po so tief wie möglich.

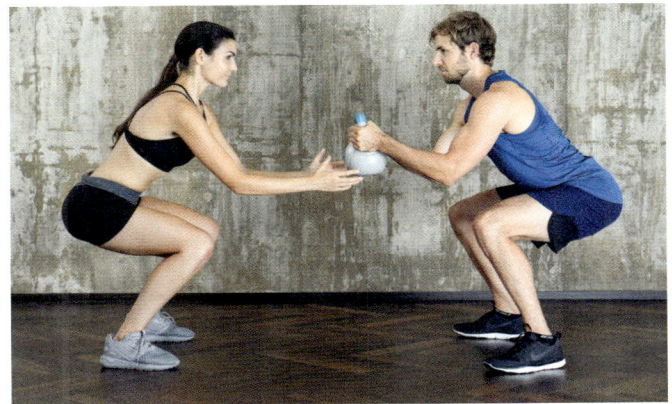

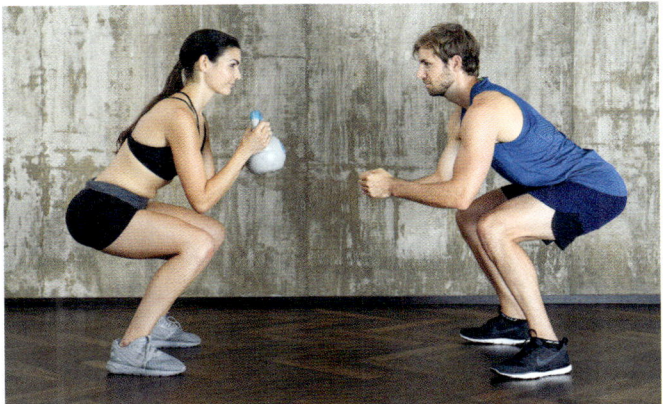

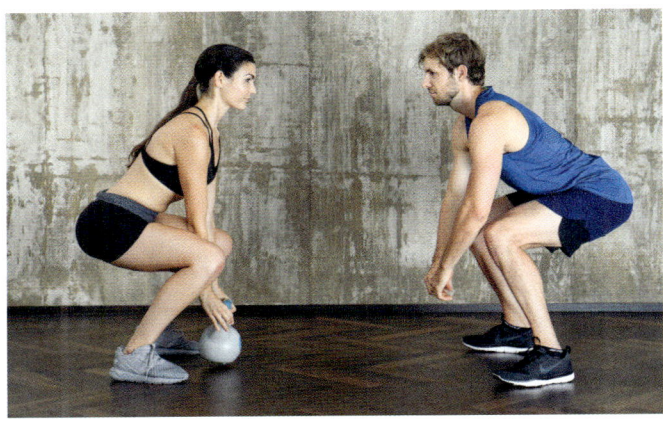

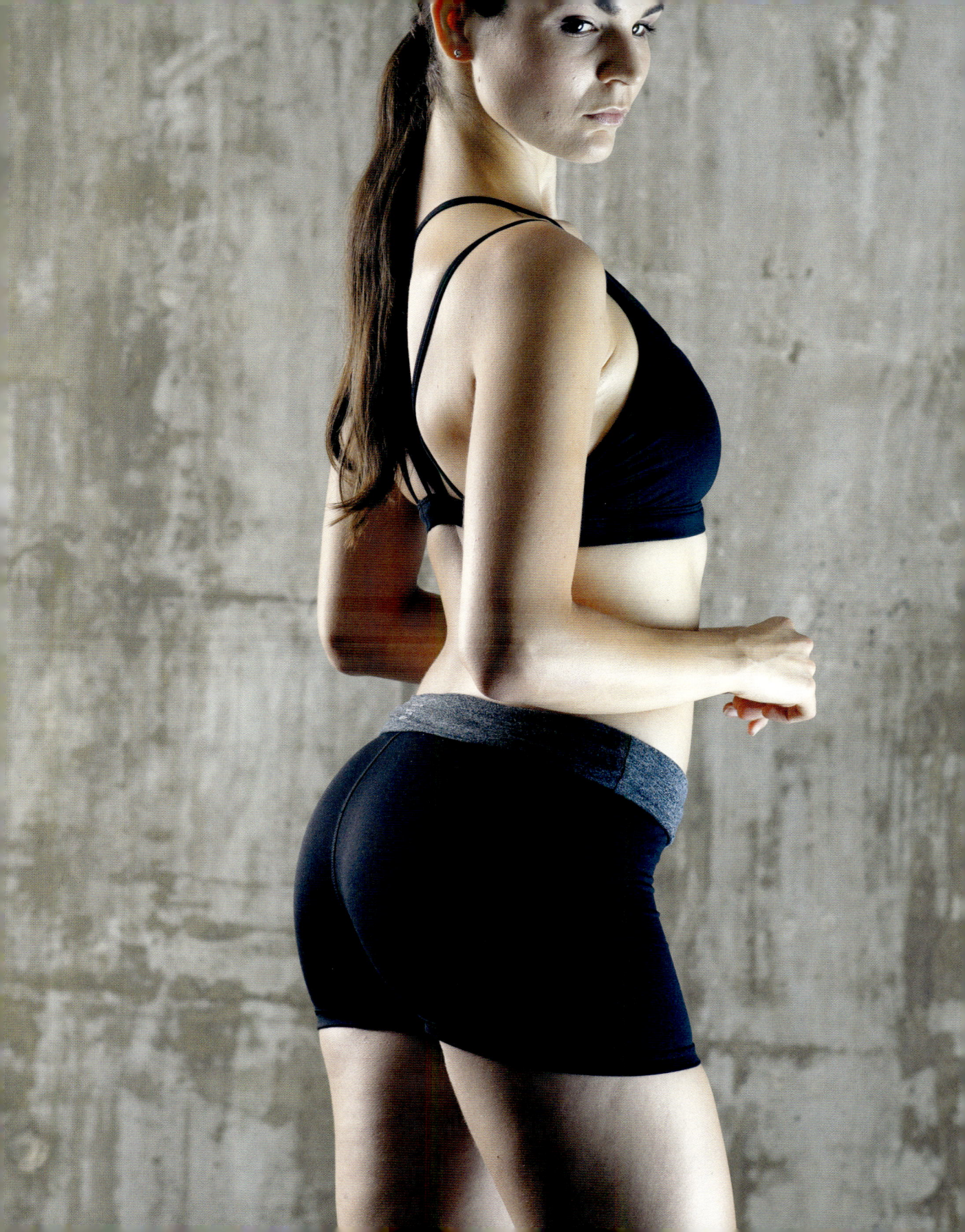

KNACKIGER

PO

SCHULTERBRÜCKE AUF DEM BALL

Diese Variante der Schulterbrücke stärkt intensiv die gesamte Beinrückseite und den großen Gesäßmuskel. Die Schwierigkeit liegt darin,
den Ball in der Bewegung zu kontrollieren.

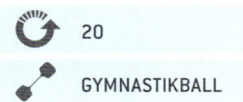

20

GYMNASTIKBALL

MUSKELGRUPPEN: BEINRÜCKSEITE, GESÄSS, HÜFTSTRECKER

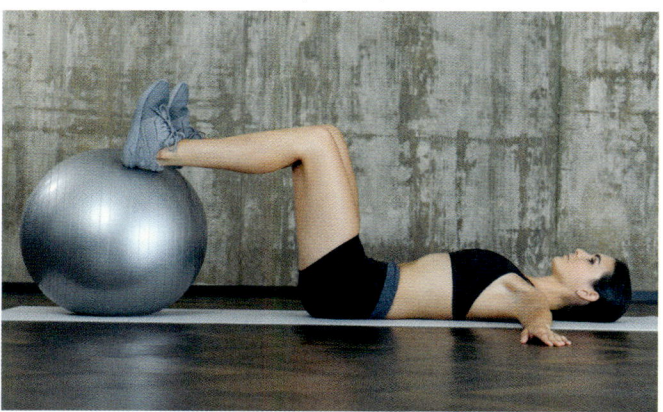

AUSGANGSPOSITION

* Rückenlage.
* Die Füße liegen auf dem Ball.
* Die Oberschenkel sind senkrecht zum Boden.
* Die Arme sind gerade zu den Seiten ausge-
  streckt und liegen auf dem Boden.

AUSFÜHRUNG

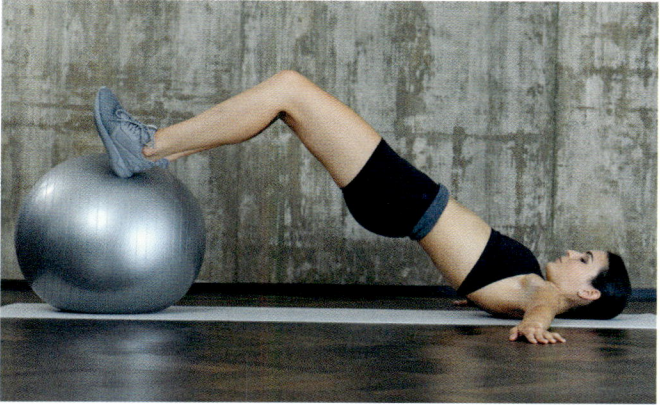

* Den Po anheben.
* Die Fußspitzen anziehen, sodass nur noch die
  Fersen auf dem Ball liegen.
* Nun den Po senken, aber nicht ablegen.
* Dann wieder heben.
* Im Wechsel.

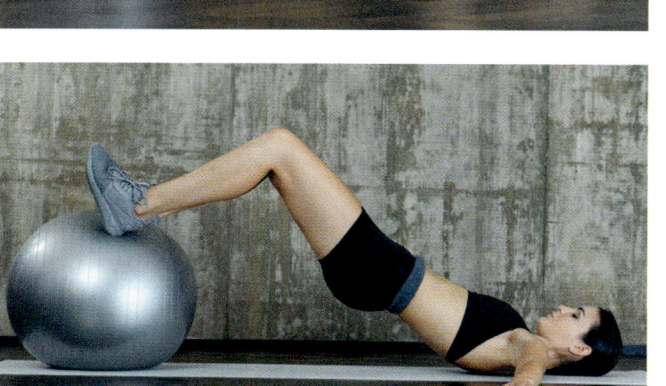

ACHTUNG
Die Halswirbelsäule nicht überstrecken,
das Kinn immer zur Brust gezogen halten.

KICK-BACK

Die Kniebeuge ist ein zuverlässiges Mittel, um Gesäß- und Beinmuskulatur zu kräftigen. In dieser Variante kommt ein dynamischer Kick hinzu, der die Übung intensiviert.

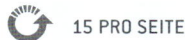 15 PRO SEITE

FÜR FORTGESCHRITTENE

AUSGANGSPOSITION

- Tiefe Hocke.
- Die Fingerspitzen sind vor den Füßen auf dem Boden aufgesetzt.
- Der rechte Fuß ist leicht vom Boden gelöst.

AUSFÜHRUNG

- Das linke Bein leicht strecken, gleichzeitig mit dem rechten Bein nach hinten oben kicken.
- Anschließend das rechte Bein zurück auf den Boden setzen, beide Beine wieder beugen.
- Nun die Bewegung mit dem anderen Bein ausführen.
- Im Wechsel.

MUSKELGRUPPEN: OBERSCHENKEL, GESÄSS

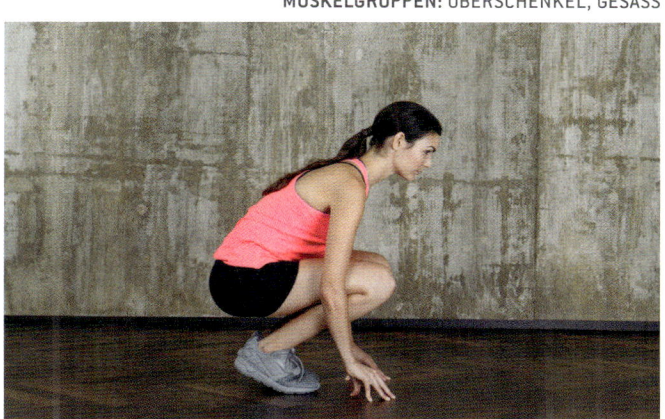

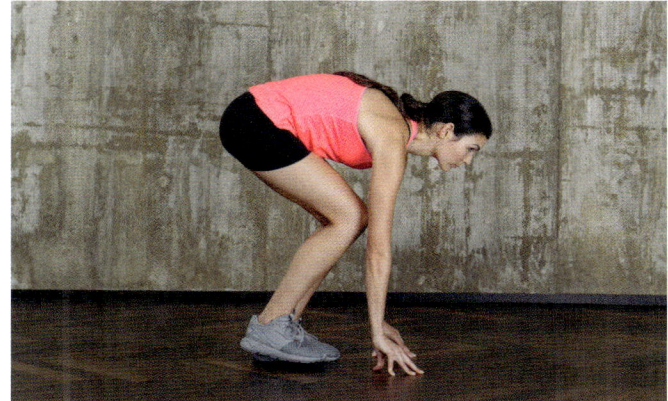

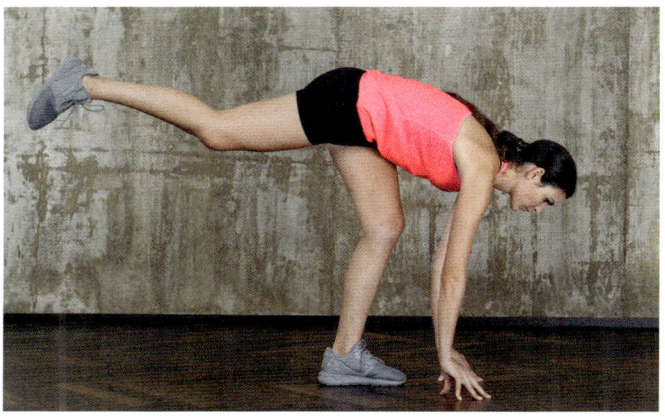

ROTATOR-LUNGE MIT KETTLEBELL

Diese Übung ist eine Kniebeuge mit Zusatzgewicht. Durch die Ausführung ist eine noch tiefere Position nötig, wodurch die Muskulatur länger im Einsatz ist.

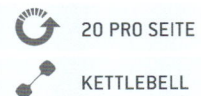

20 PRO SEITE

KETTLEBELL

MUSKELGRUPPEN: OBERSCHENKEL, GESÄSS

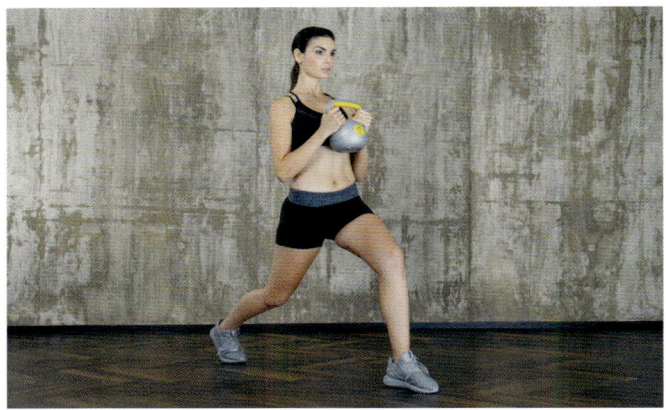

AUSGANGSPOSITION

- Ausfallschritt.
- Das hintere Bein ist weit zurückgesetzt, die Fußspitze ist aufgestellt.
- Der Kettlebell wird von beiden Armen in Brusthöhe gehalten.
- Die Hände greifen den Bogen des Kettlebells.
- Der Rücken ist gerade.

AUSFÜHRUNG

- Beide Beine beugen.
- Das vordere Knie dabei nicht zu weit nach vorn schieben, es muss über dem Knöchel bleiben.
- Den Oberkörper leicht nach vorn absenken, gleichzeitig den Kettlebell kurz rechts neben dem vorderen Fuß auf den Boden setzen.

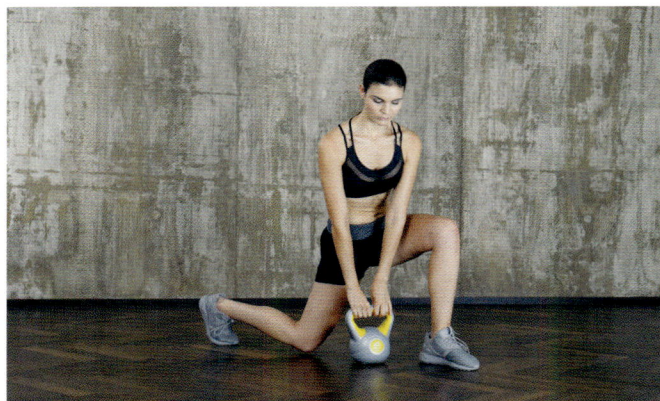

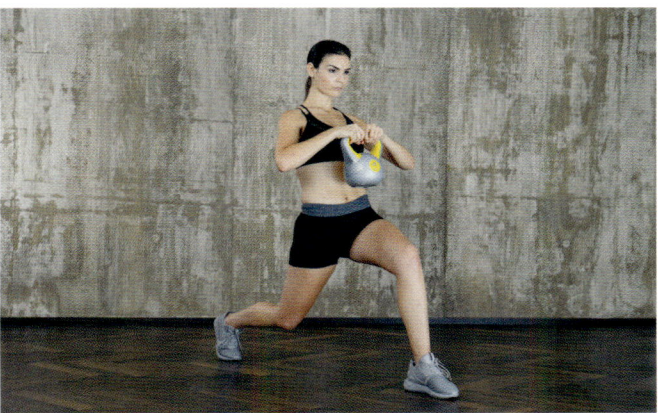

- Wieder aufrichten, bis die Schultern wieder gerade über dem Becken sind.
- Erneut senken und den Kettlebell auf der anderen Seite absetzen.
- 10 Wiederholungen links, 10 rechts, im Wechsel.
- Anschließend die Beine wechseln.

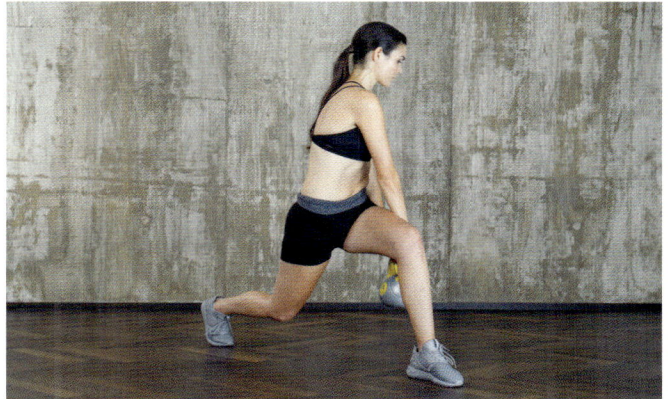

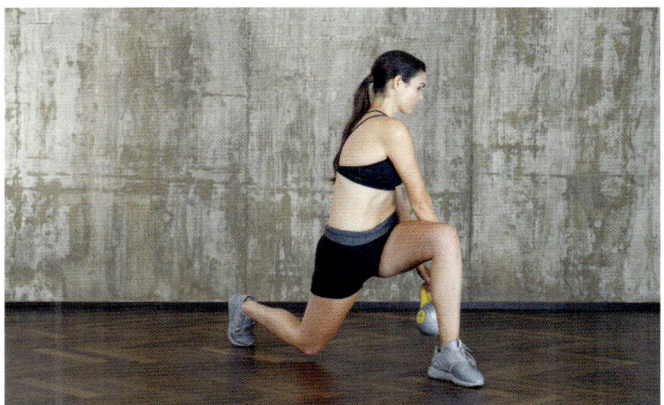

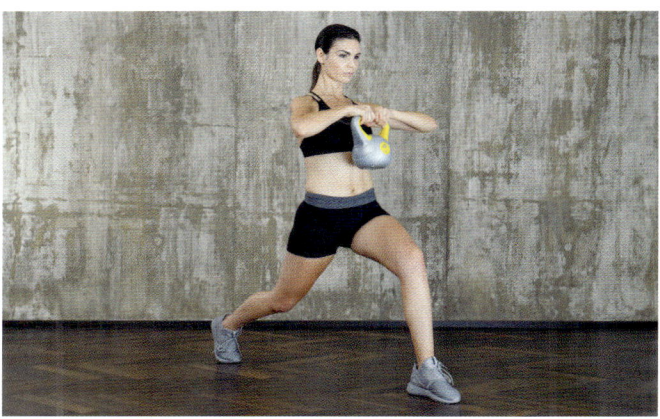

SEIT-LUNGE MIT KETTLEBELL

Mit dieser Übung wird nicht nur die Hüftbeweglichkeit verbessert, sondern auch die Muskulatur der Hüfte und Bein in Form gebracht. Achten Sie auf eine genaue Ausführung.

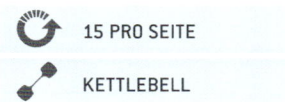

15 PRO SEITE

KETTLEBELL

MUSKELGRUPPEN: GESÄSS, BEINAUSSENSEITE

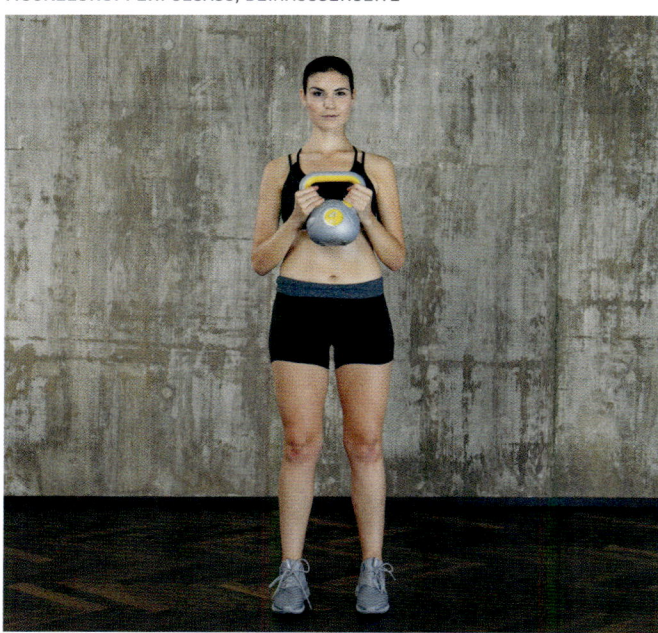

FÜR FORTGESCHRITTENE

AUSGANGSPOSITION

- Aufrechter, stabiler Stand.
- Die Beine sind leicht geöffnet.
- Der Kettlebell wird mit beiden Händen am Bogen gehalten, in Brusthöhe vor dem Körper.

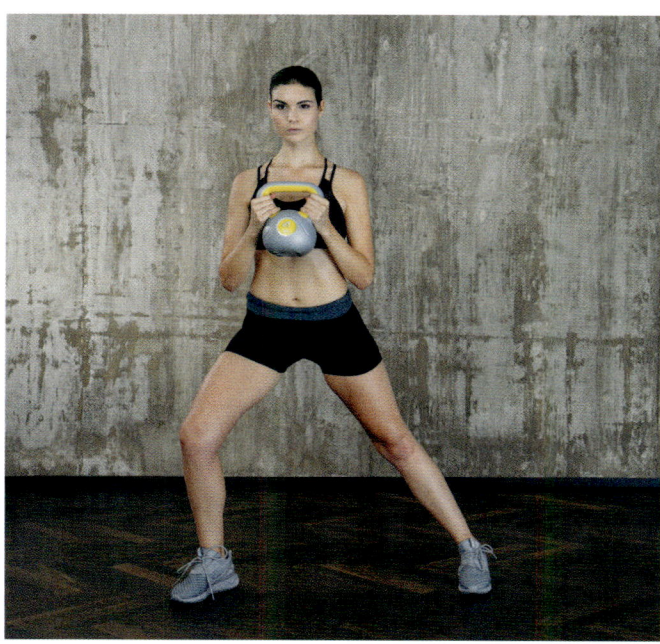

AUSFÜHRUNG

- Den rechten Fuß zur Seite setzen und leicht nach außen drehen.
- Das rechte Bein beugen.
- Dabei gleichzeitig den Po nach hinten absenken, sodass das Knie nicht nach vorn bzw. zu weit über die Fußspitze zieht.
- Der Oberkörper bleibt möglichst gerade.
- Nun mit Schwung mit dem rechten Fuß vom Boden abdrücken und das Bein zurücksetzen.
- Anschließend zur linken Seite ausführen.
- Im Wechsel.

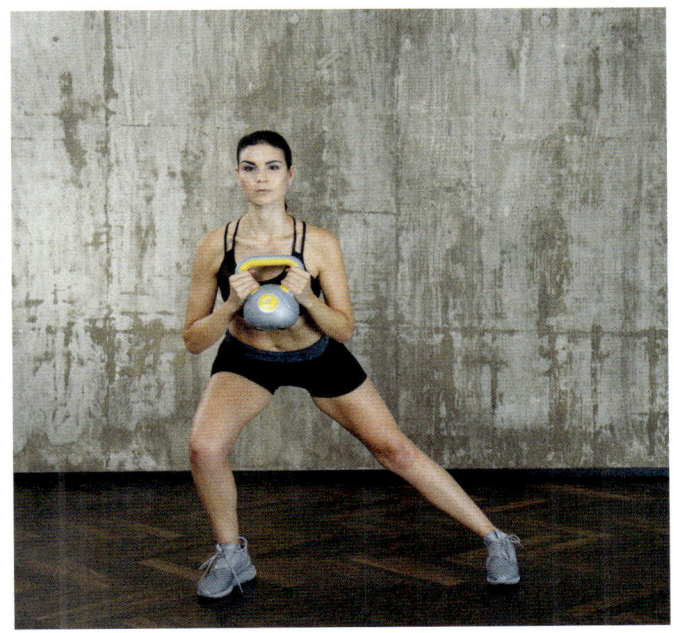

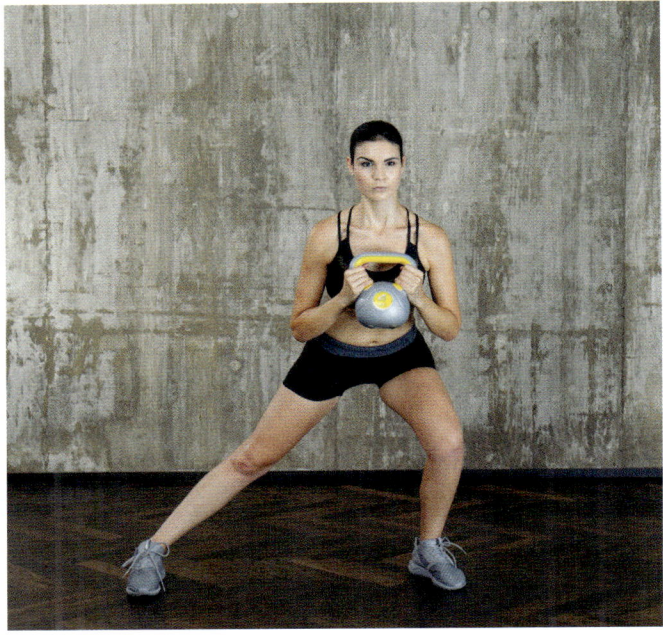

SQUAT MIT SIDEKICK

Diese dynamische Übung trainiert äußerst effektiv die Muskulatur, die der Hüfte Stabilität verleiht, und ist damit ideal für das Formen einer schlanken Silhouette.

 1 MINUTE

MUSKELGRUPPEN: GESÄSS, BEINAUSSENSEITE

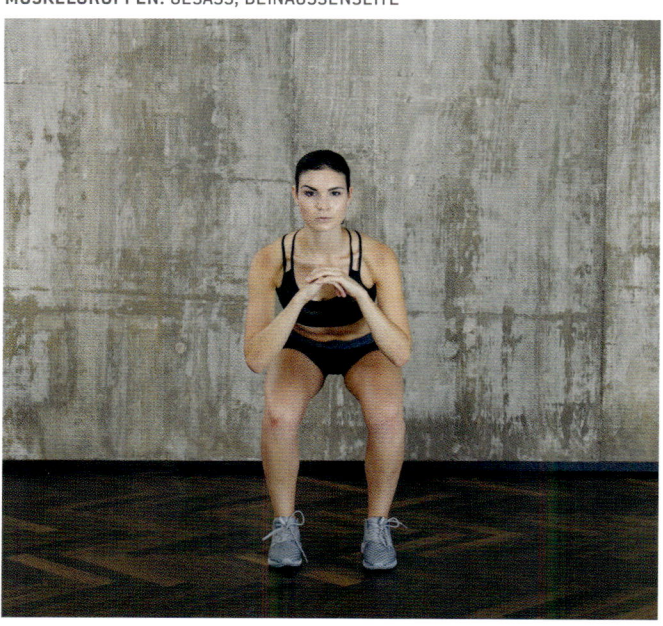

AUSGANGSPOSITION

- Squat-Position.
- Aus dem Stand mit knapp schulterbreit geöffneten Beinen die Knie beugen und das Gewicht auf die Fersen verlagern.
- Die Hände liegen übereinander.
- Die Arme sind angewinkelt.
- Der Rücken ist gerade.

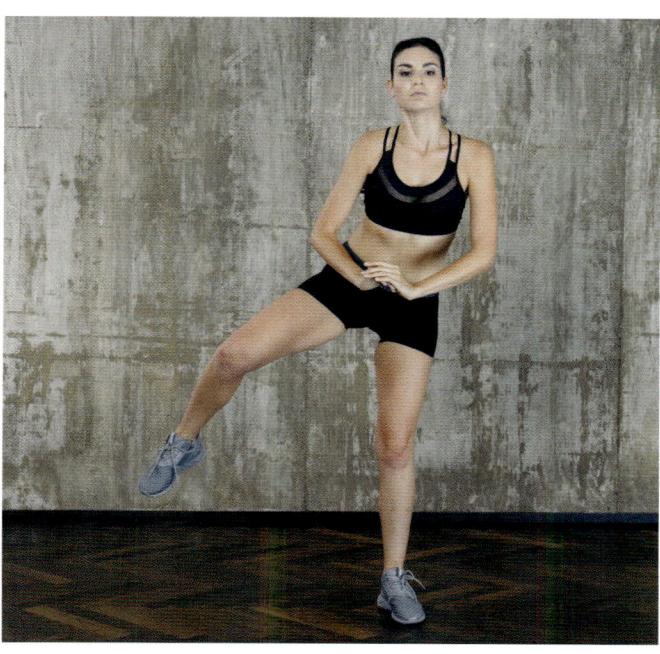

AUSFÜHRUNG

- Den Körper aufrichten.
- In der Aufwärtsbewegung mit einem Bein kurz zur Seite kicken.
- Das Bein anschließend wieder absetzen.
- In die Squat-Position kommen.
- Bei der nächsten Aufwärtsbewegung mit dem anderen Bein kicken.
- Im Wechsel bleiben.

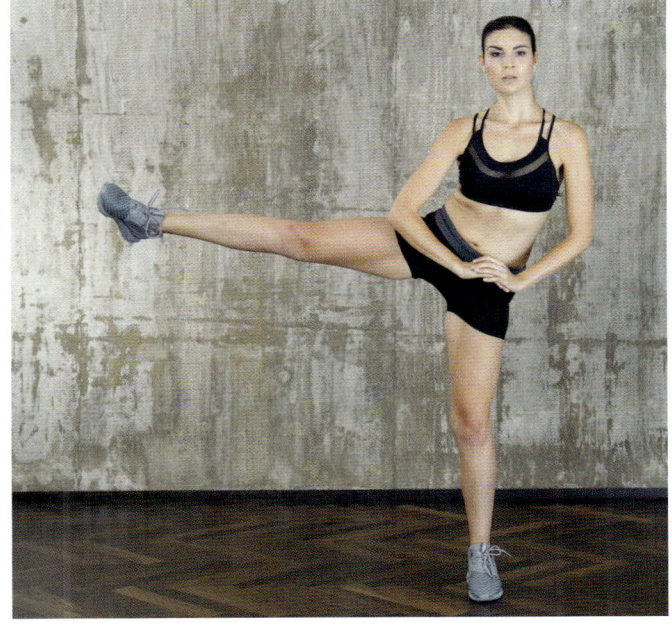

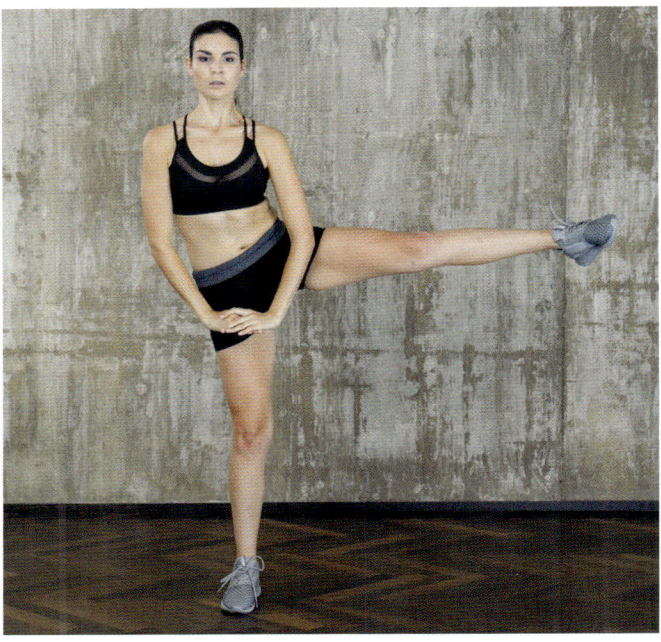

BEINHEBEN IN BAUCHLAGE

Das ist der Evergreen unter den Po-Übungen. Das Beinheben trainiert und kräftigt die gesamte Gesäßmuskulatur.

 1 MINUTE

MUSKELGRUPPEN: GESÄSS, BEINRÜCKSEITE, UNTERER RÜCKEN

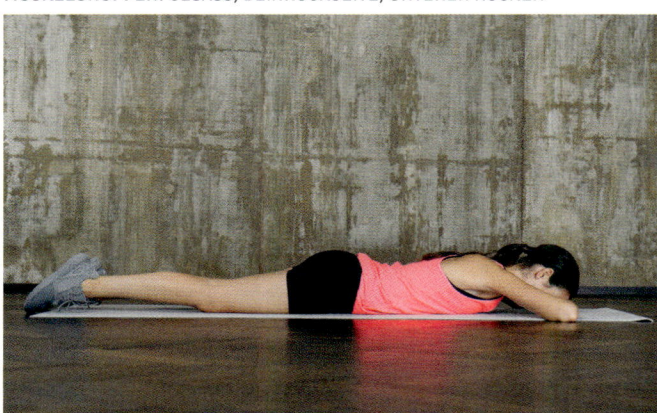

AUSGANGSPOSITION

* Bauchlage.
* Die Arme sind verschränkt.
* Der Kopf liegt auf den Armen.
* Die Beine sind locker ausgestreckt.

AUSFÜHRUNG

* Die Füße schließen, fest zusammenhalten und die Beine anheben.
* Auch die Knie vom Boden lösen.
* Die Beine nun in kleinen Bewegungen heben und senken,
* Ca. 30 Sekunden.
* Die Beine dabei nicht ablegen.
* Das Becken bleibt fest am Boden.
* Nun die angehobenen Beine im Wechsel öffnen und schließen.
* 30 Sekunden.

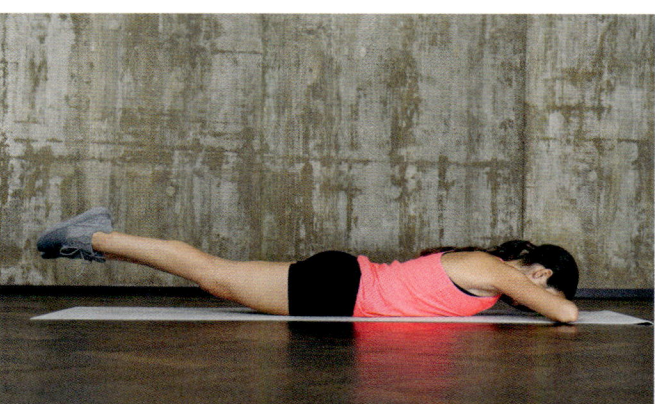

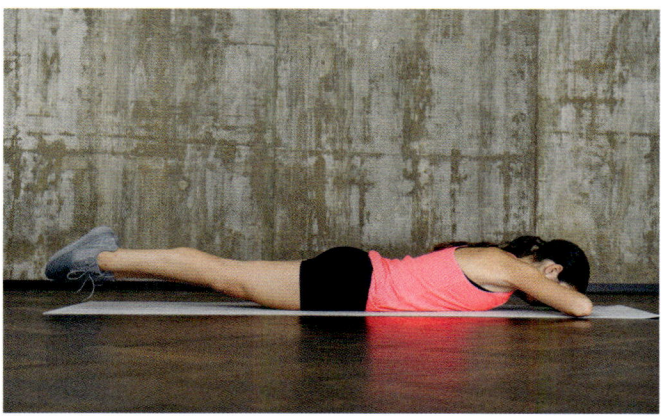

TIPP

Als Steigerung die angehobenen Beine für weitere 30 Sekunden in der Luft im Wechsel beugen und strecken.

KETTLEBELL-ÜBERGABE

1 MINUTE

KETTLEBELL

Diese Übung stärkt die gesamte Hüft- und Beinstreckermuskulatur. Durch die Rotationsbewegung mit dem Gewicht werden auch die schrägen Bauchmuskeln erreicht.

MUSKELGRUPPEN: BAUCH-, HÜFT- UND OBERSCHENKELMUSKULATUR

AUSGANGSPOSITION

- Beide Partner stehen nebeneinander im Ausfallschritt.
- Die hintere Ferse ist vom Boden gelöst.
- Ein Partner hält den Kettlebell mit beiden Händen in Brusthöhe.

AUSFÜHRUNG

- Beide Partner gehen gleichzeitig in die Kniebeuge und wenden sich einander zu.
- Am tiefsten Punkt der Kniebeuge den Kettlebell übergeben.
- Beine wieder strecken, aufrichten und gleichzeitig im Oberkörper zurück nach vorn drehen.
- Mit der nächsten Kniebeuge den Kettlebell erneut übergeben.
- Nach 30 Sekunden die Beine und die Positionen wechseln.

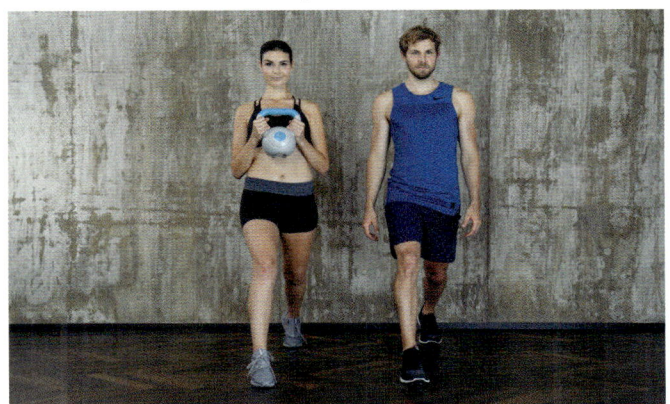

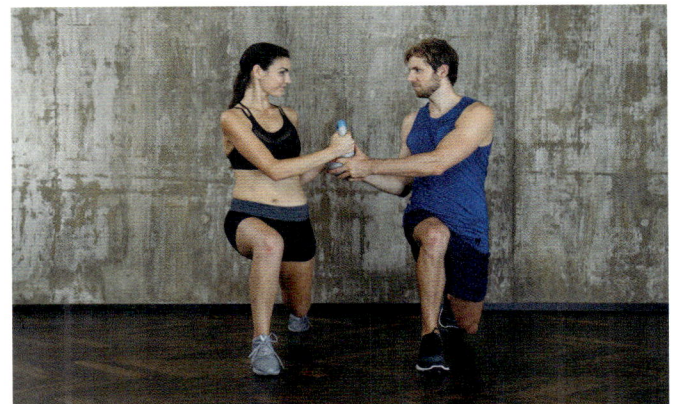

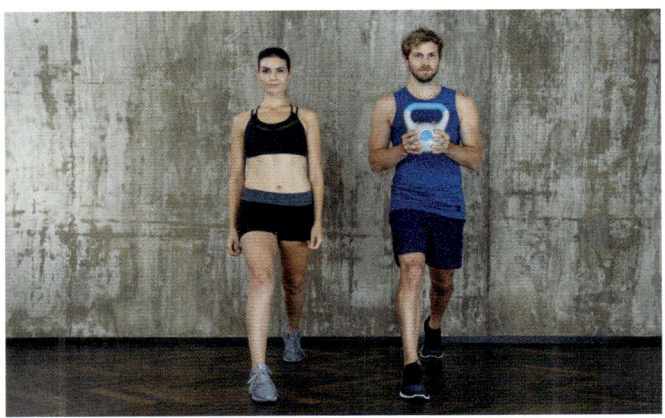

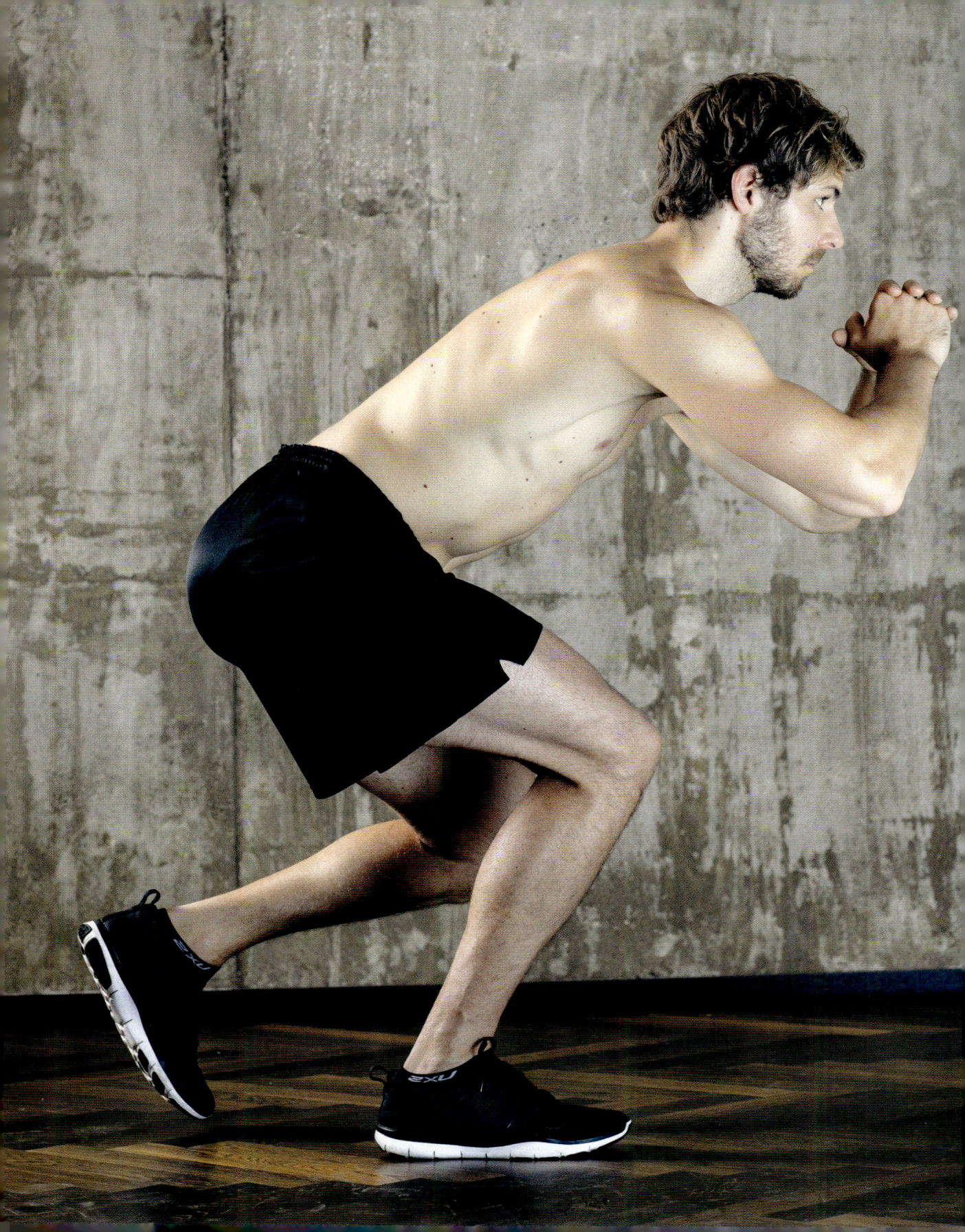

MUSKULÖSE

BEINE

KNIEBEUGE MIT KETTLEBELL

Die Kniebeuge im Ausfallschritt ist eine intensive Übung, um den Beinen mehr Power zu verleihen. Der Kettlebell erhöht den Muskeleinsatz und fordert mehr Balance.

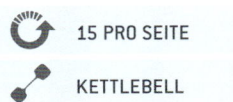

15 PRO SEITE

KETTLEBELL

MUSKELGRUPPEN: ARM-, GESÄSS- UND BEINMUSKULATUR

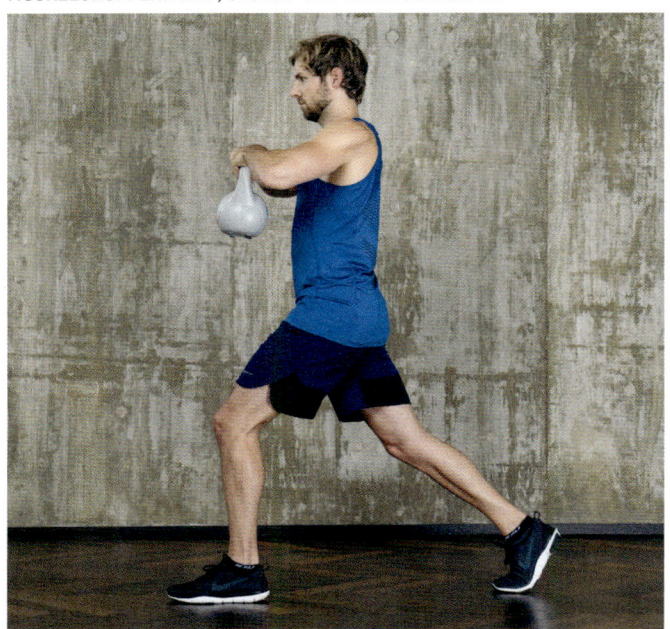

AUSGANGSPOSITION

- Ausfallschritt.
- Das hintere Bein ist weit zurückgesetzt.
- Die hintere Ferse ist angehoben.
- Der Kettlebell wird mit beiden Armen in Brusthöhe gehalten.
- Dabei liegen die Hände am Bogen, die Handrücken zeigen nach vorn.
- Die Arme sind angewinkelt.
- Der Rücken ist gerade, die Schultern sind über dem Becken.

AUSFÜHRUNG

- Beide Beine beugen und die Arme mit dem Kettlebell dabei gerade nach vorn strecken.
- Nun die Beine wieder strecken und gleichzeitig die Arme wieder anziehen.
- Die Ellbogen zeigen dabei nach außen.
- Auch in der Bewegung beide Beine gleichmäßig belasten.
- Das vordere Knie darf nicht über den Knöchel nach vorn ziehen.

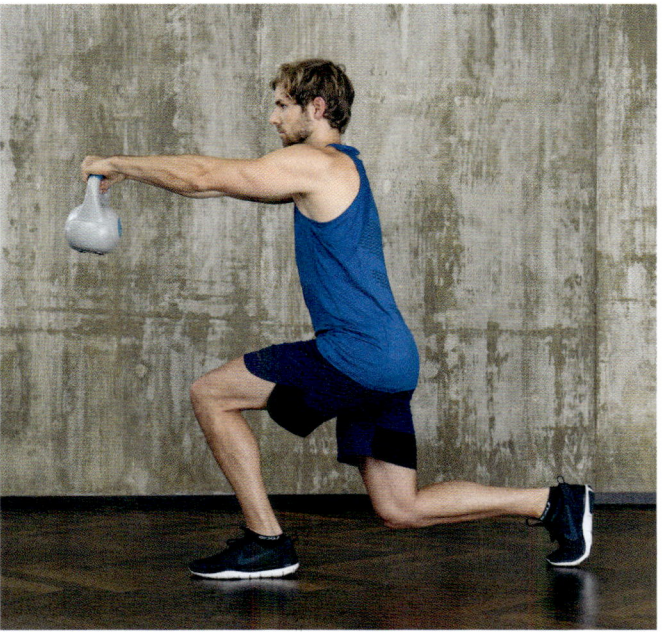

OVERHEAD-PULL IM SQUAT

Diese Übung verbessert die Beweglichkeit im Hüftgelenk, dem Fußgelenk und dem unteren Rücken. Der Kettlebell-Einsatz kräftigt zudem die obere Rücken- und Schulterpartie.

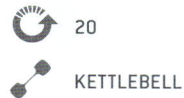

20

KETTLEBELL

MUSKELGRUPPEN: OBERSCHENKEL, GESÄSS, SCHULTERN, OBERER RÜCKEN

AUSGANGSPOSITION

- Aufrechter, stabiler Stand.
- Die Beine sind schulterbreit geöffnet.
- Der Kettlebell wird mit beiden Händen am Übergang vom Bogen zum Bauch gehalten, ungefähr in Brusthöhe.

AUSFÜHRUNG

- Beide Beine beugen.
- Gleichzeitig die Arme nach oben und über den Kopf strecken.
- Die Fersen bleiben am Boden.
- Nur so tief in die Kniebeuge gehen, wie die Fersen am Boden gehalten werden können.
- Anschließend wieder aufrichten und dabei den Kettlebell senken.
- Im Wechsel.

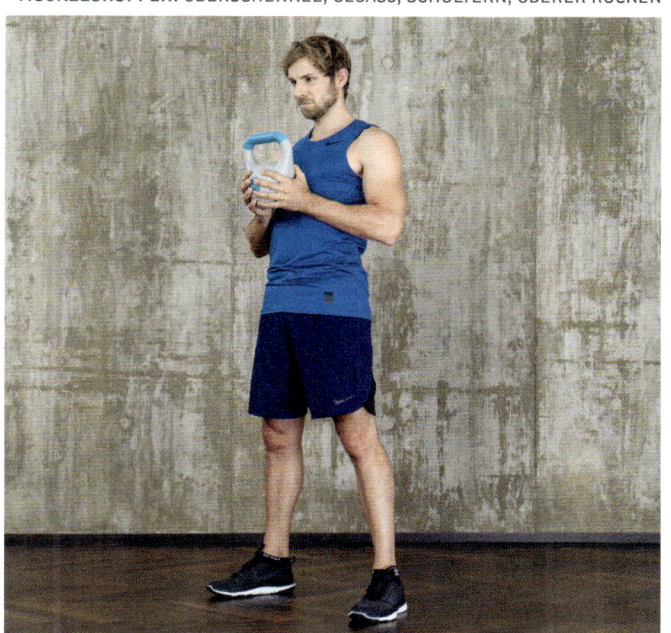

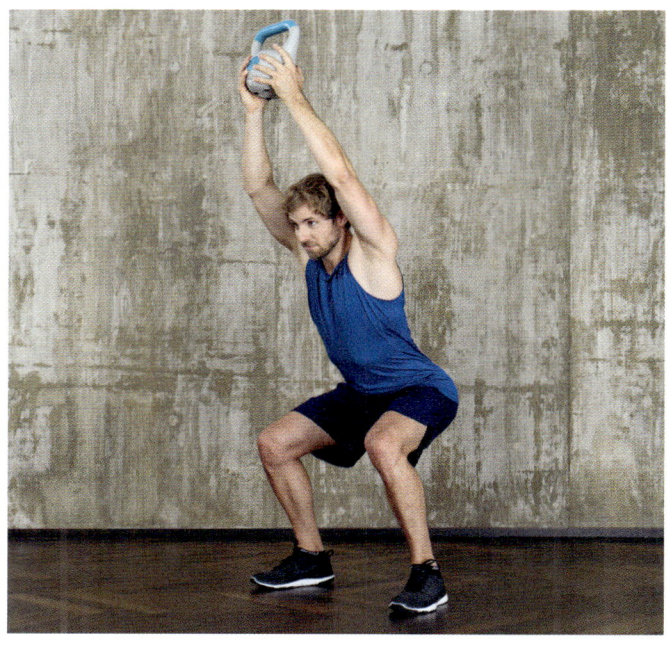

PISTOL SQUAT

Die einbeinige Kniebeuge ist eine schwierige Übung, die viel Kraft und Gleichgewichtssinn erfordert. Die Schwierigkeit liegt vor allem in der Aufwärtsbewegung, daher zunächst nicht zu tief in die Knie gehen.

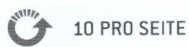 10 PRO SEITE

MUSKELGRUPPEN: OBERSCHENKEL, GESÄSS

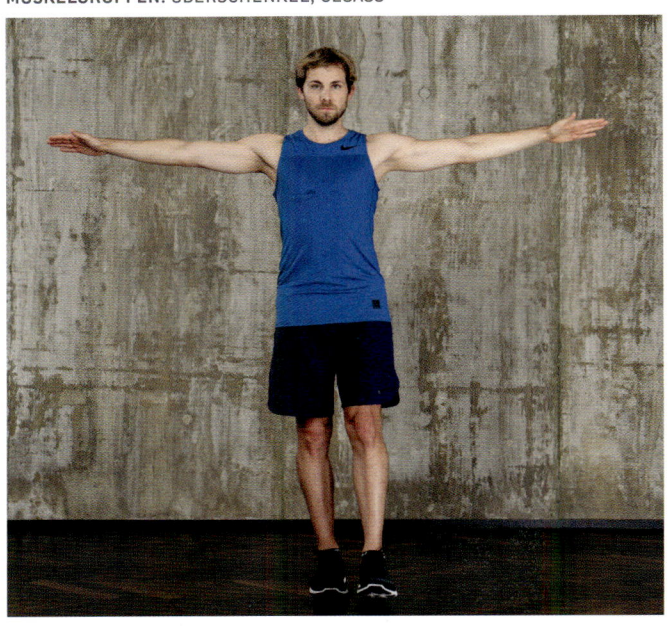

AUSGANGSPOSITION

- Aufrechter Stand.
- Die Arme gerade zu den Seiten ausstrecken.
- Die Handflächen zeigen nach unten.
- Der Rücken ist gerade.
- Ein Bein leicht anheben.

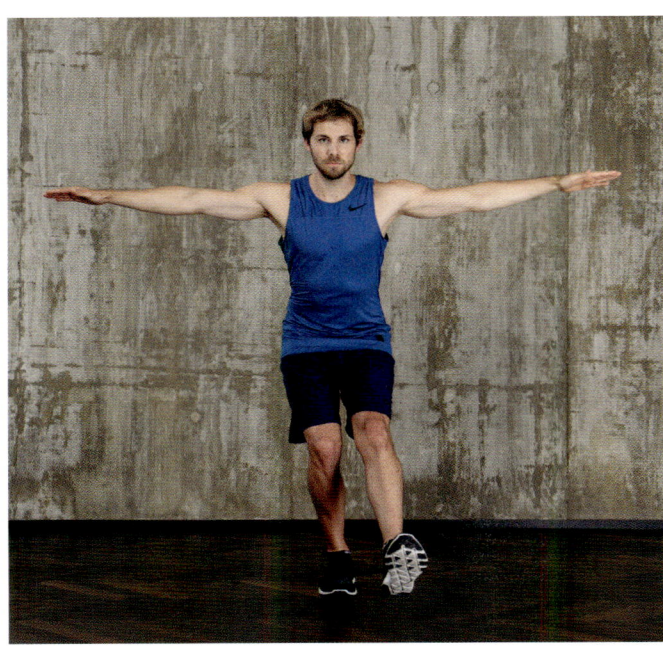

AUSFÜHRUNG

- Das Standbein beugen.
- Gleichzeitig den Po nach hinten schieben, um das Gewicht auf die Ferse zu verlagern.
- Das Gleichgewicht halten und den Oberkörper dabei leicht nach vorn beugen.
- Der Rücken bleibt gerade.
- Zunächst nicht zu weit in die Kniebeuge gehen, später steigern.

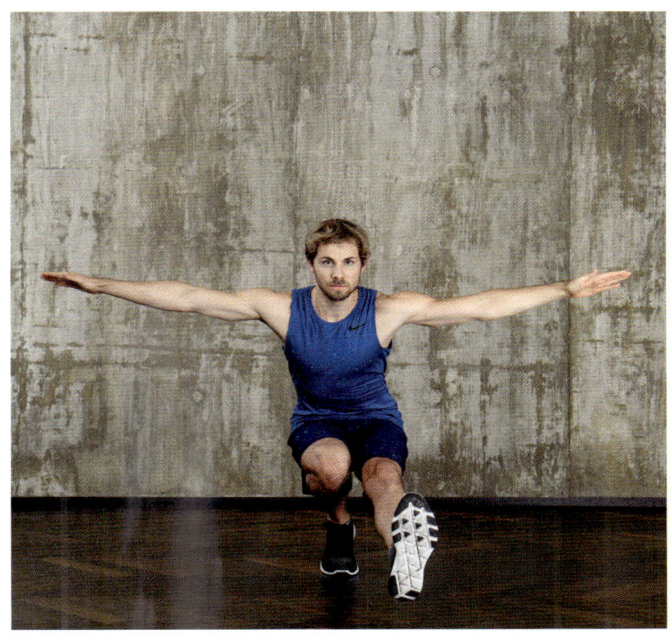

TIPP

Leichter wird's, wenn man zu zweit trainiert. Der Partner hält eine oder beide Hände und hilft dabei, aus der Kniebeuge wieder nach oben zu kommen. So kann man die tiefe Kniebeuge besser trainieren.

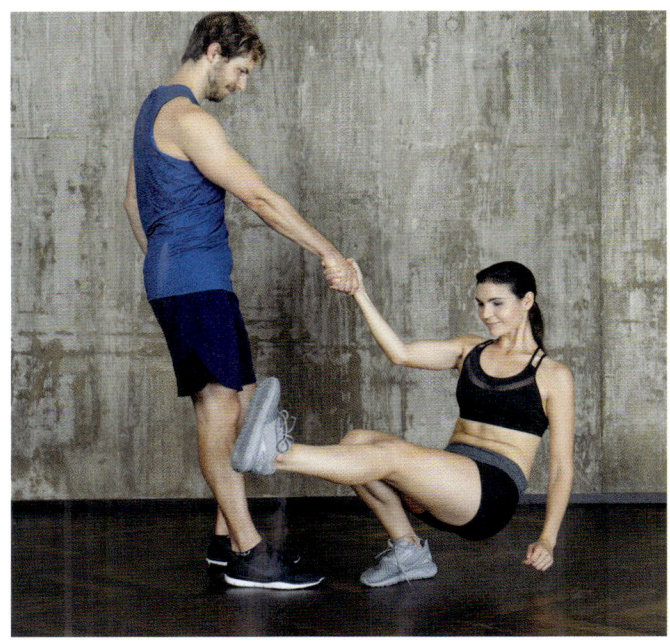

EINBEINIGE SCHULTERBRÜCKE

Hier werden die Muskeln der Beinrückseite und die Gesäßmuskulatur in Form gebracht. Die untere Rückenmuskulatur arbeitet zur Stabilisierung des Beckens mit.

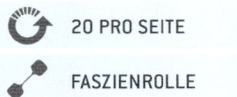

20 PRO SEITE

FASZIENROLLE

MUSKELGRUPPEN: OBERSCHENKELRÜCKSEITE, UNTERER RÜCKEN, GESÄSS

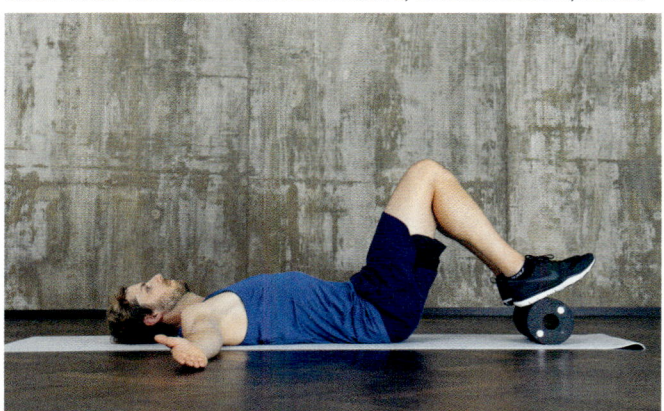

AUSGANGSPOSITION

- Rückenlage.
- Die Füße stehen auf der Rolle.
- Die Arme sind zu den Seiten ausgestreckt.
- Die Handflächen zeigen nach oben.

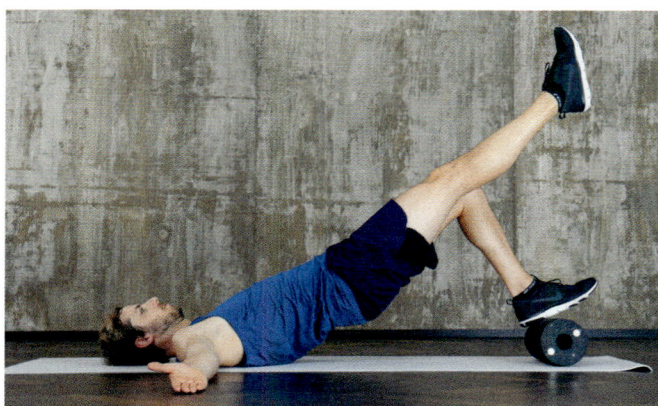

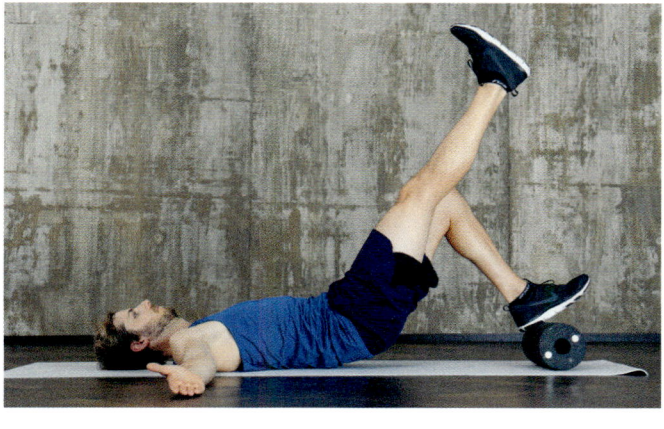

AUSFÜHRUNG

- Den Po anheben.
- Die Position stabilisieren.
- Das rechte Bein von der Rolle heben und ausstrecken.
- Nun den Po im Wechsel heben und senken, dabei aber nicht ablegen.
- Das rechte Bein bleibt dabei gestreckt.
- Nach 20 Wiederholungen die Seiten wechseln.

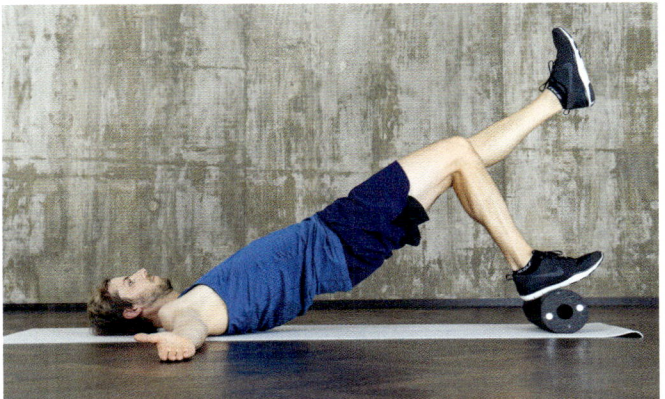

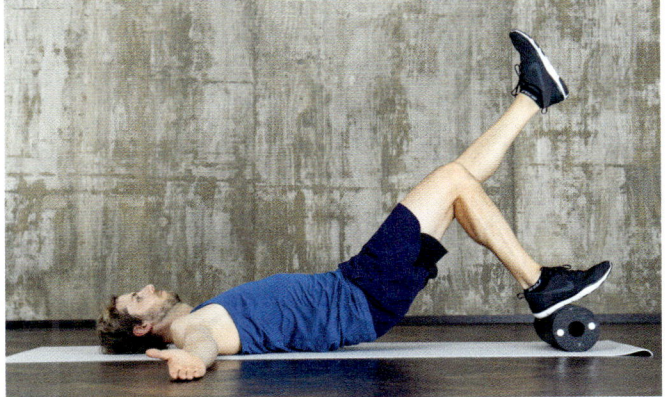

WECHSELSPRÜNGE AUS DER KNIEBEUGE

Diese ist Übung ist ein Kraftakt für die gesamte Beinmuskulatur.
In der dynamischen Variante trainiert sie zudem wirkungsvoll die
Ausdauer.

 30 SEKUNDEN

MUSKELGRUPPEN: OBERSCHENKEL, GESÄSS

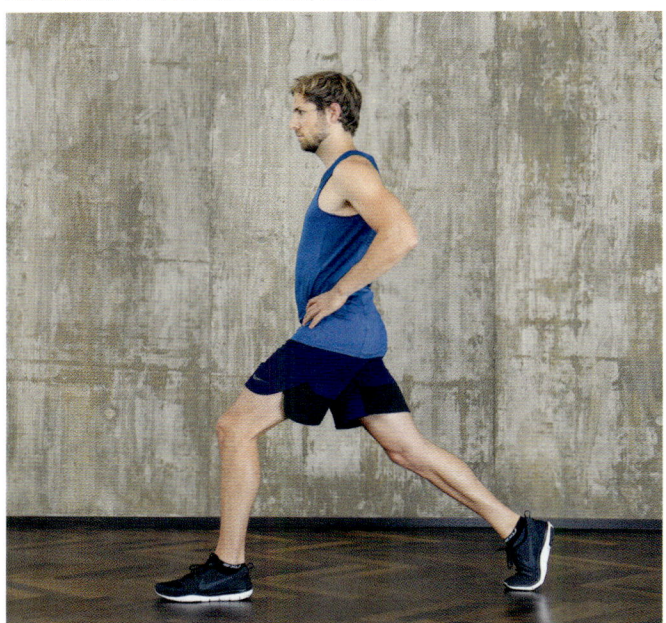

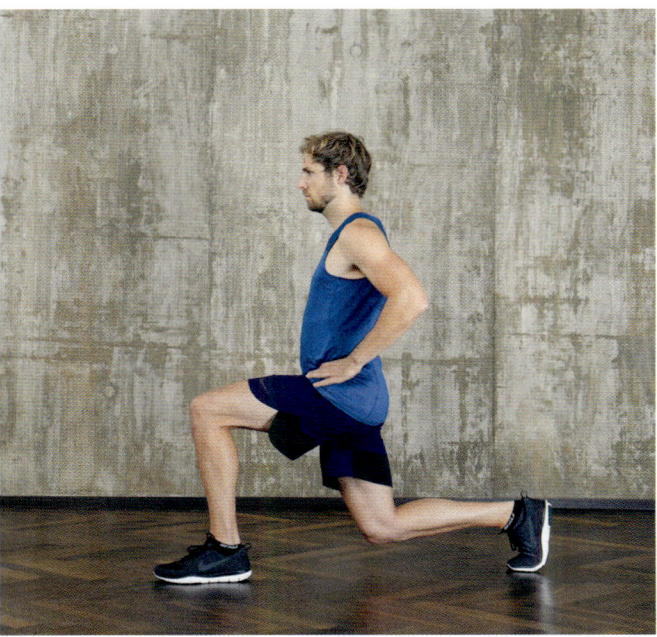

FÜR FORTGESCHRITTENE

AUSGANGSPOSITION

- Ausfallschritt.
- Der Rücken ist gerade.
- Die Schultern sind genau über dem Becken.
- Die Hände leicht auf die Hüften stützen.

AUSFÜHRUNG

- Beide Beine beugen.
- Das vordere Knie darf dabei nicht über den Knöchel hinausziehen.
- Den Rücken gerade halten, den Oberkörper nicht nach vorn neigen.
- Nun aus der tiefen Kniebeuge schwungvoll vom Boden abstoßen und nach oben springen.
- In der Luft die Beine wechseln, sodass bei der Landung das andere Bein vorn ist.
- So kontrolliert wie möglich in der Kniebeuge landen.

ACHTUNG!

Bei Knieproblemen oder starkem Übergewicht ist diese Übung nicht empfehlens-
wert.

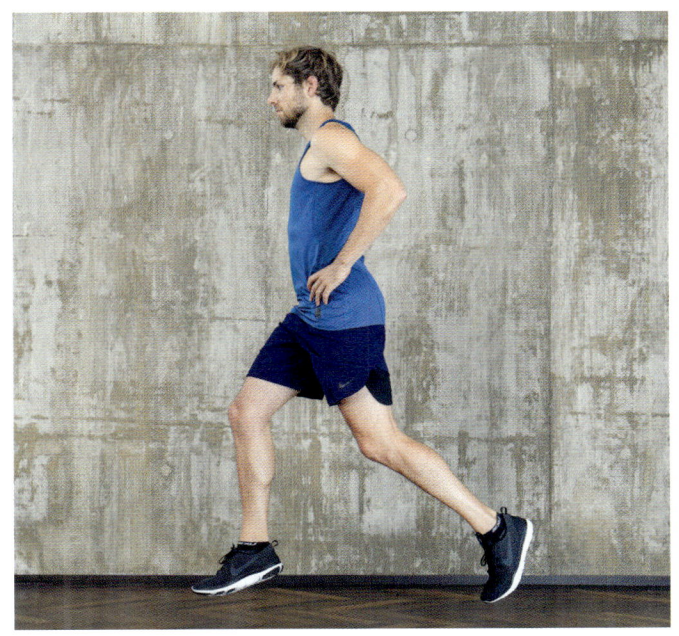

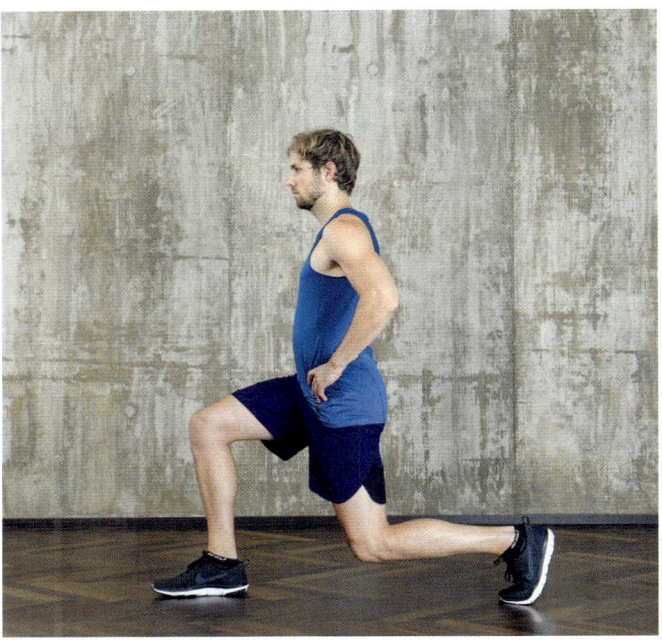

BEINHEBEN IM STÜTZ

Bei dieser Variante des Langsitzes sind gleich mehrere Muskelgruppen im Einsatz. Besonders spürbar wird die Übung im vorderen Oberschenkel sein.

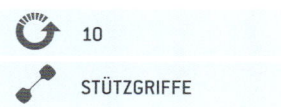

10

STÜTZGRIFFE

MUSKELGRUPPEN: OBERSCHENKEL-, ARM-, TIEFE BAUCH- UND HÜFTMUSKULATUR

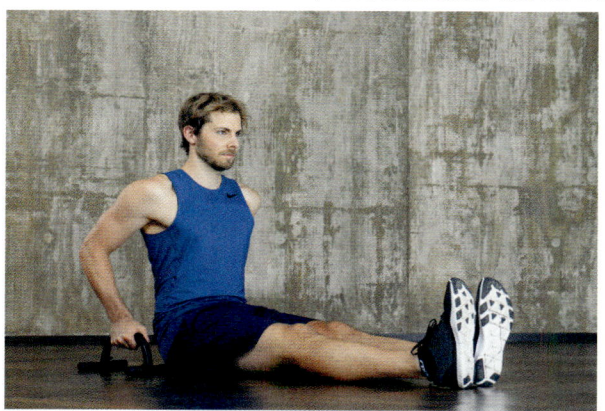

AUSGANGSPOSITION

- Langsitz.
- Die Stützgriffe sind links und rechts neben der Hüfte.
- Die Arme stützen sich auf die Griffe.
- Beide Beine sind gerade nach vorn ausgestreckt.
- Der Rücken ist gerade.
- Das Kinn ist leicht zur Brust geneigt.

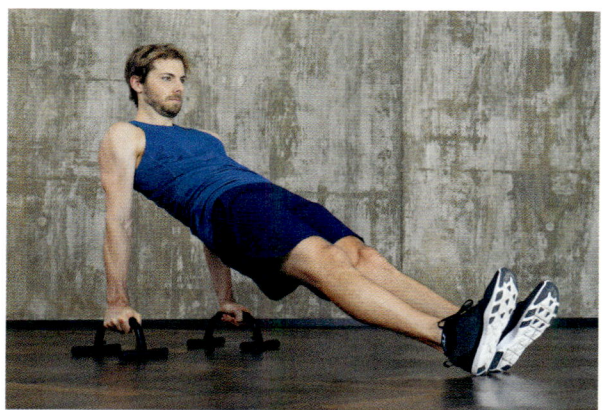

AUSFÜHRUNG

- Die Arme strecken und gleichzeitig den Po anheben.
- Der Körper ist in einer Linie.
- Der Rücken bleibt gerade.
- Nun erst ein Bein gestreckt anheben und wieder senken, dann das andere.
- Im Wechsel.

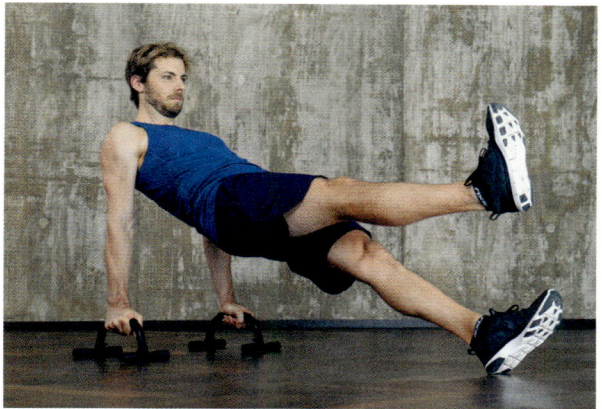

DOPPEL-SQUAT

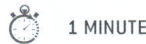 1 MINUTE

Diese Übung trainiert die Beweglichkeit der Hüfte und der Knie sowie die dazugehörige Muskulatur in ihrer Kraftfähigkeit.

MUSKELGRUPPEN: OBERSCHENKEL, GESÄSS, RÜCKEN

AUSGANGSPOSITION

- Beide Partner stehen einander im aufrechten Stand gegenüber.
- Die Beine sind leicht geöffnet.
- Jeder Partner greift jeweils mit der rechten Hand die linke Hand des Partners.
- Die Arme sind gestreckt.

AUSFÜHRUNG

- Die Beine beugen und den Po nach hinten schieben.
- Gleichzeitig das Gewicht auf die Fersen verlagern.
- Die Arme bleiben lang.
- So weit wie möglich in die Kniebeuge gehen, sofern kein Schmerz auftritt und die Knie nicht über die Knöchel hinausziehen.
- Der Rücken bleibt gerade.
- Wieder aufrichten und erneut in die Kniebeuge gehen.
- Im Wechsel.

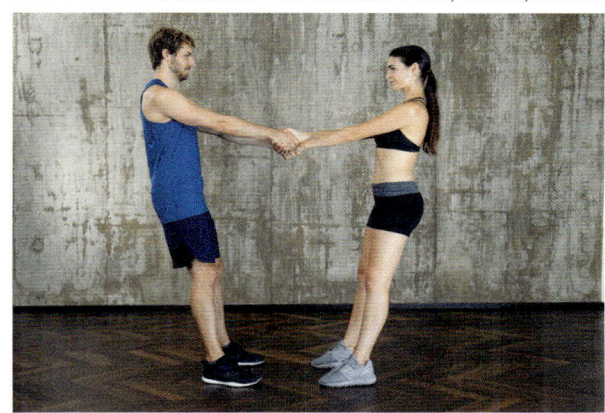

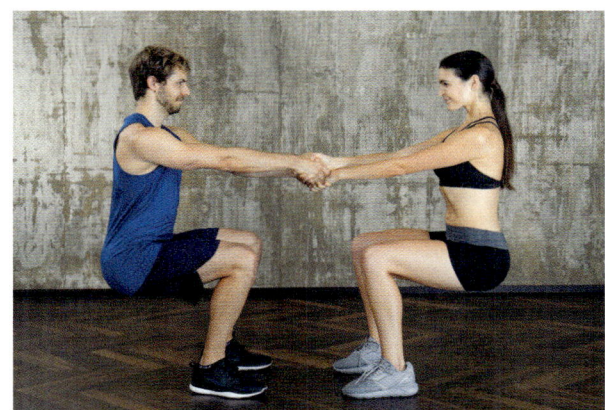

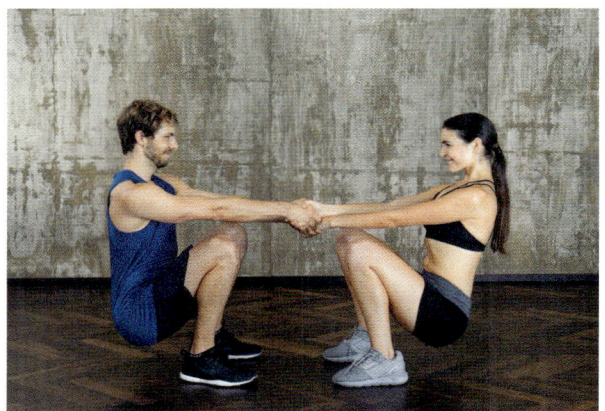

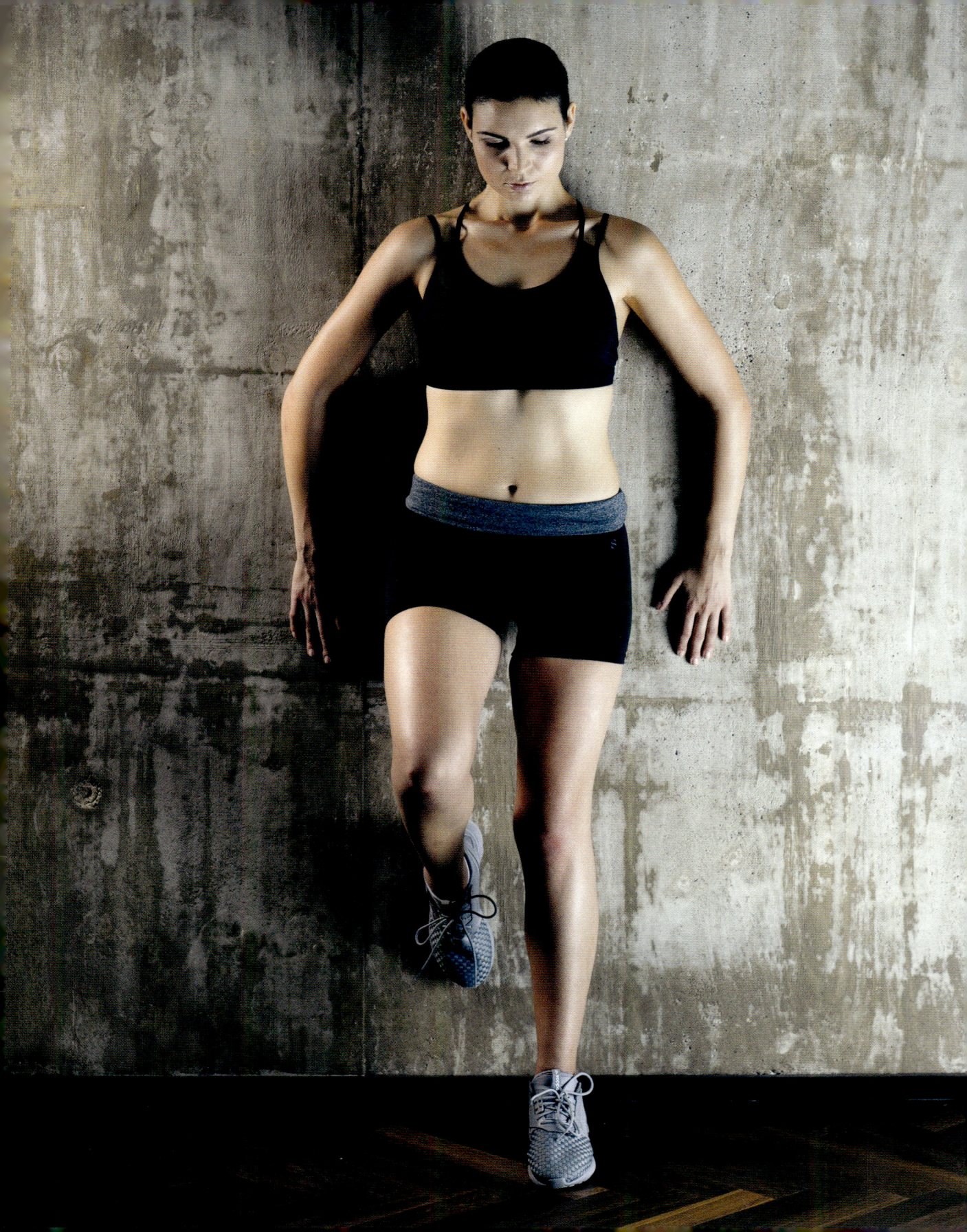

STRAFFE

OBERSCHENKEL

CROSS LUNGE

Der Cross Lunge ist eine Art der Kniebeuge, die vor allem die Ober-
schenkelvorderseite und die Gesäßmuskeln trainiert.

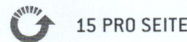 15 PRO SEITE

MUSKELGRUPPEN: OBERSCHENKEL, GESÄSS

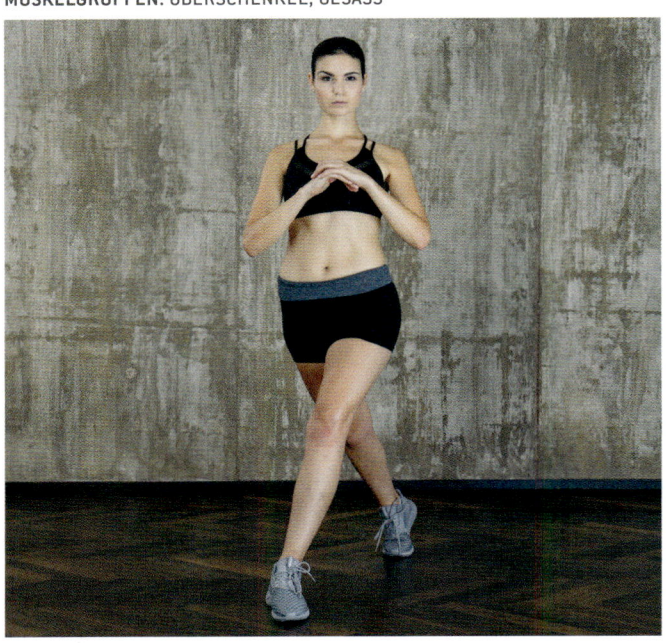

AUSGANGSPOSITION

- Ausfallschritt.
- Der hintere Fuß ist einen knappen Meter vom vorderen entfernt.
- Die hintere Fußspitze ist aufgestellt.
- Das vordere Bein ist das Standbein.
- Die Hände sind vor dem Körper ineinander-gelegt und etwa in Brusthöhe.
- Die Arme sind angewinkelt, die Ellbogen nah am Körper.
- Der Rücken ist gerade.

AUSFÜHRUNG

- Langsam und kontrolliert in eine tiefe Kniebeuge gehen.
- Das hintere Knie nicht absetzen,.
- Das vordere Knie nicht über die Fußspitze hinausführen.
- Der Rücken bleibt gerade.
- Die Schultern bleiben über dem Becken.
- Wieder aufrichten.
- Im Wechsel.
- Nach 15 Wiederholungen die Beine wechseln.

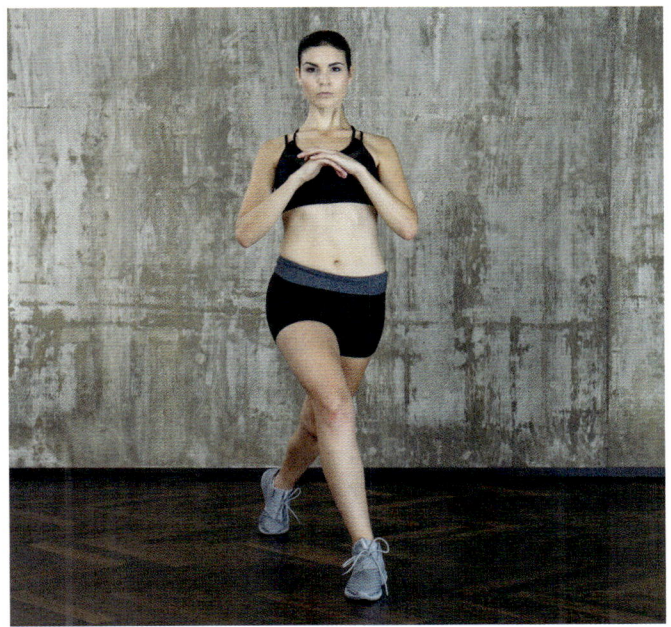

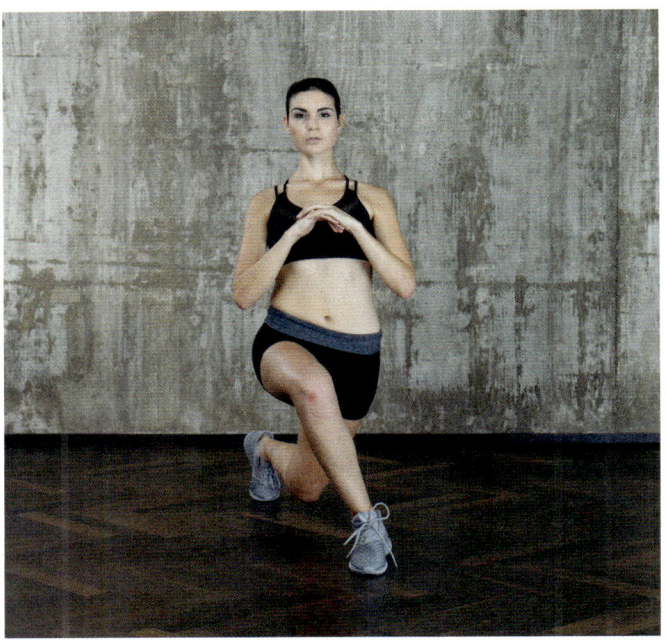

BALLPUMPEN IN DER WAAGE

Diese Übung modelliert die Muskeln der Oberschenkelinnenseite und trainiert den Beckenboden. Die Position in der Waage stärkt zudem die gerade Bauchmuskulatur.

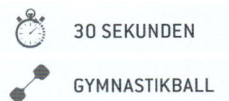

30 SEKUNDEN

GYMNASTIKBALL

MUSKELGRUPPEN: OBERSCHENKELINNENSEITE, BAUCH

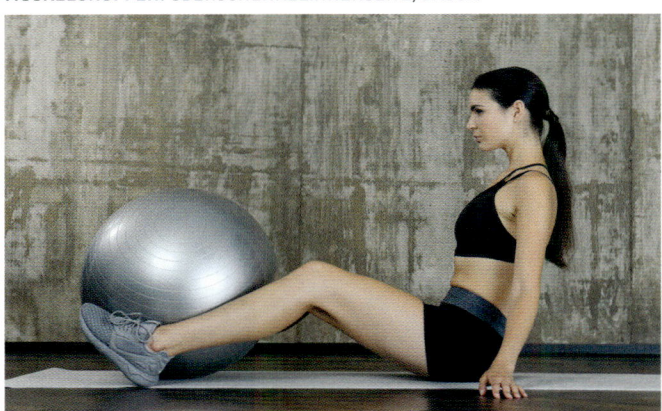

AUSGANGSPOSITION

- Langsitz.
- Der Ball ist zwischen die Unterschenkel geklemmt.
- Die Beine sind leicht angewinkelt.
- Die Fersen sind aufgestellt.
- Mit den Fingerspitzen ganz leicht auf den Boden stützen.

AUSFÜHRUNG

- Beide Beine mit dem Ball anheben.
- Gleichzeitig im Oberkörper etwas zurücklehnen, also in eine Waageposition kommen.
- Den Ball von beiden Seiten kräftig zusammendrücken, einige Sekunden halten.
- Wieder lösen.
- Im Wechsel.
- Die Beine nicht ablegen.

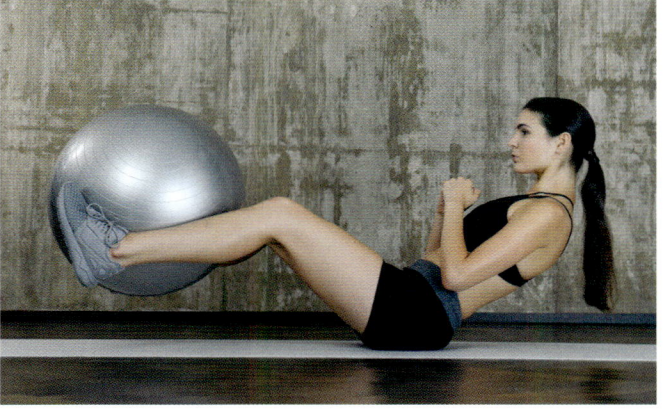

TIPP

Die Übung wird intensiver, wenn die Hände vor der Brust verschränkt werden.

BEINPRESSE-VARIATION

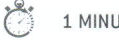 1 MINUTE

Diese Übung stärkt Adduktoren und Abduktoren. Sie halten das Knie-gelenk in ihrer Bahn und geben dem Bein eine schöne, athletische Form.

MUSKELGRUPPEN: OBERSCHENKELMUSKULATUR

AUSGANGSPOSITION

- Ein Partner liegt auf dem Boden.
- Der andere steht hinter dem Kopf des am Boden Liegenden.
- Der Liegende umgreift mit beiden Händen die Knöchel des Stehenden und hebt seine Beine gestreckt an, bis sie senkrecht zum Boden stehen.
- Der stehende Partner legt die Hände außen an die Füße des Liegenden, knapp über dem Knöcheln.
- Die Ellbogen zeigen nach außen.

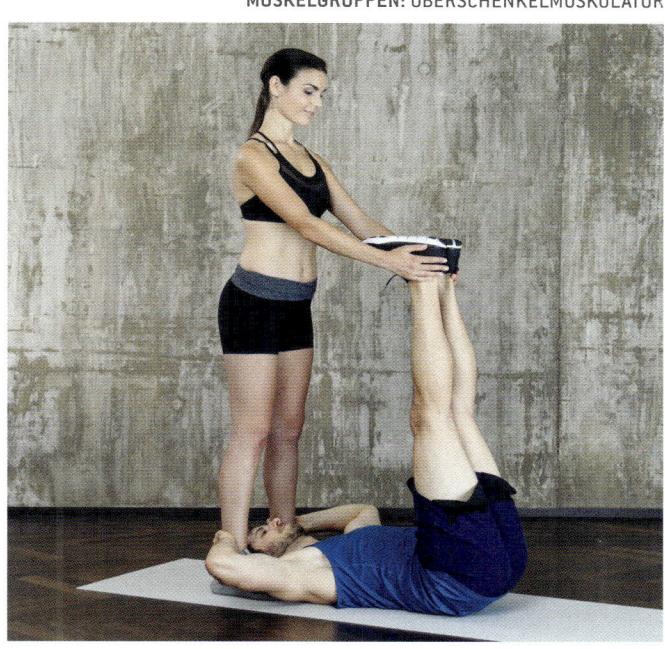

AUSFÜHRUNG

- Der Liegende übt mit den Beinen einen festen Druck gegen die Arme des Partners aus, dieser hält entsprechend dagegen.
- 30 Sekunden halten.
- Nun hält der Stehende seine Hände oder Unterarme gegen die Innenseiten der Beine des Liegenden.
- Der Liegende versucht, die Hände zusammen-zudrücken, der Stehende hält dagegen.
- 30 Sekunden halten.

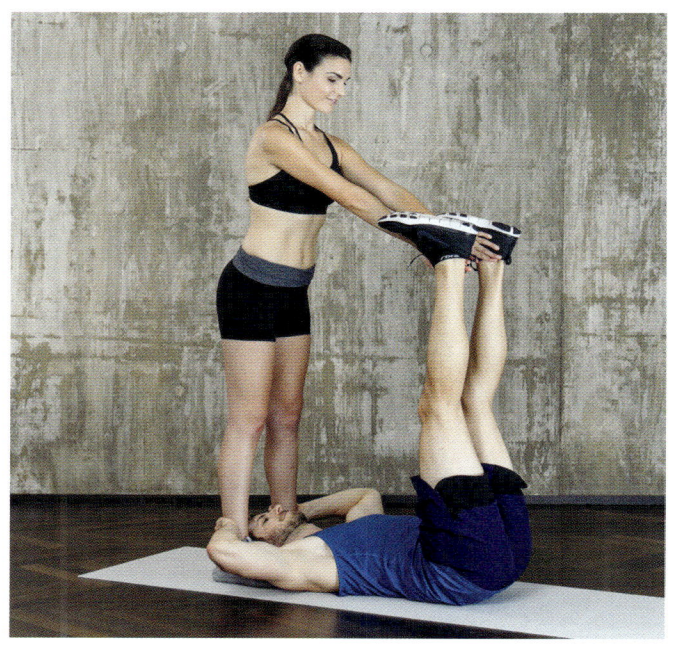

BEINHEBEN IM SEITSTÜTZ

Diese Übung ist ein Allrounder, da gleich mehrere Muskelgruppen im Spiel sind. Hauptakteure sind jedoch die äußere Oberschenkel- und Anteile der Gesäßmuskulatur.

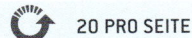 20 PRO SEITE

MUSKELGRUPPEN: OBERSCHENKEL-, BAUCH- UND SCHULTERMUSKULATUR

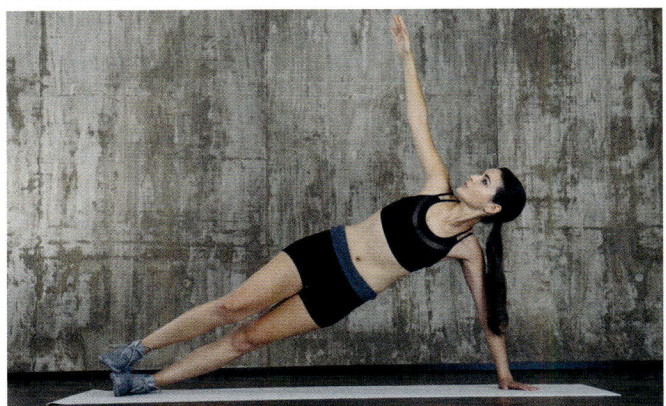

FÜR FORTGESCHRITTENE

AUSGANGSPOSITION

- Seitstütz.
- Die Beine liegen übereinander.
- Die untere Hand ist unter der Schulter auf den Boden gestützt.
- Die obere Hand liegt locker vor dem Körper.

AUSFÜHRUNG

- Das Becken vom Boden heben und auf die Hand stützen.
- Beide Beine strecken.
- Den freien Arm nach oben ausstrecken.
- Der Blick folgt der Hand.
- Das obere Bein anheben.
- Nun das obere Bein in kleinen Bewegungen heben und senken.
- Der Kopf bleibt in der Verlängerung des Rückens.

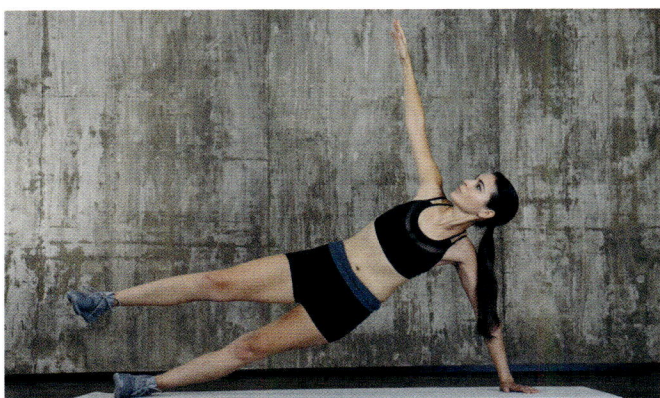

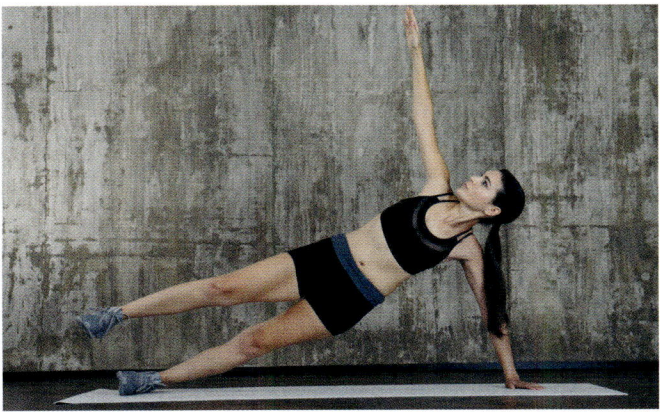

KNIEBEUGE AUF DER ROLLE

Durch den Stand auf der Rolle wird hier mehr Muskulatur erreicht. Besonders die kleinen Muskeln, die den Fuß- und Kniegelenken Stabilität und Schutz verleihen, werden gestärkt.

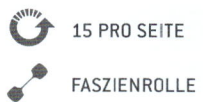

15 PRO SEITE

FASZIENROLLE

MUSKELGRUPPEN: OBERSCHENKEL, GESÄSS

AUSGANGSPOSITION

- Weiter Ausfallschritt.
- Der vordere Fuß steht mittig auf der Rolle.
- Die hintere Ferse ist vom Boden abgehoben.
- Die Arme sind zu den Seiten ausgestreckt.
- Der Rücken ist gerade.

AUSFÜHRUNG

- Beide Beine beugen.
- Das vordere Knie darf dabei nicht über die Fußspitze hinausgehen.
- Der Oberkörper bleibt gerade über dem Becken.
- Mit den Augen einen Punkt fixieren, damit das Gleichgewicht besser gehalten werden kann.
- Der vordere Fuß bleibt mittig auf der Rolle stehen.
- Die Bewegung langsam und kontrolliert ausführen.
- Nach 15 Wiederholungen die Beine wechseln.

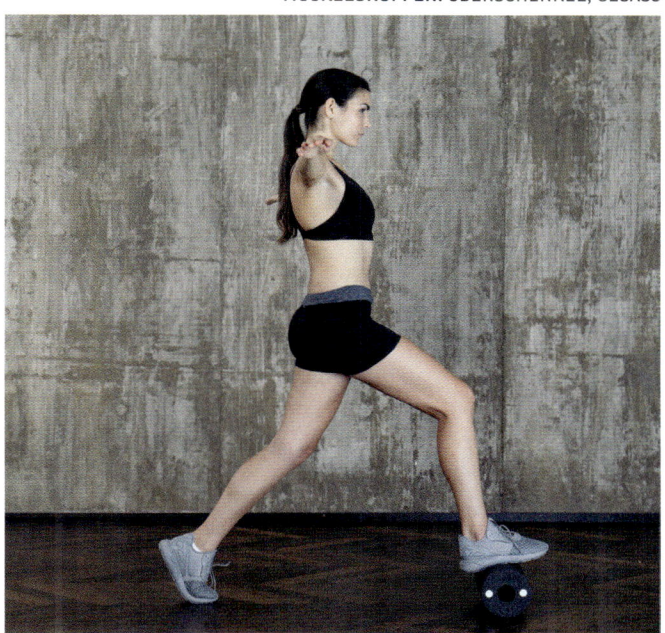

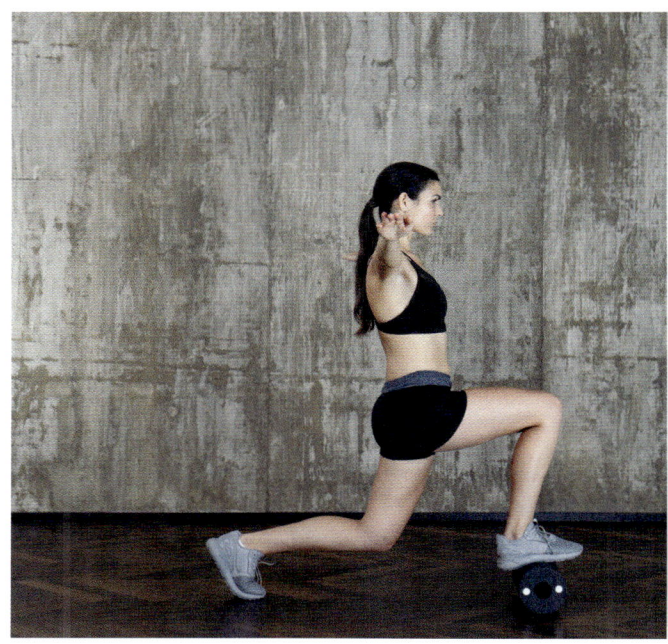

TOWEL-SLIDE ZUR SEITE

Hier werden vor allem die Oberschenkelinnenseiten und die Beinmuskulatur des Standbeins trainiert. Für die Übung ist ein glatter Boden nötig.

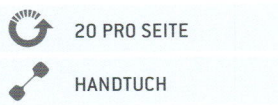

20 PRO SEITE

HANDTUCH

MUSKELGRUPPEN: OBERSCHENKEL, GESÄSS

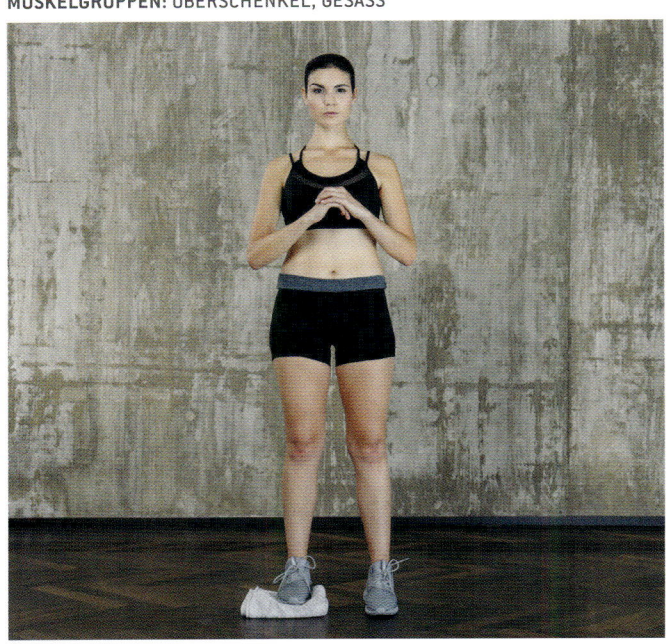

AUSGANGSPOSITION

- Aufrechter Stand.
- Die Beine sind leicht geöffnet
- Das Handtuch ist mehrfach gefaltet und liegt unter dem rechten Fuß.
- Die Arme sind angewinkelt, die Hände in Brusthöhe ineinandergelegt.
- Der Rücken ist gerade.

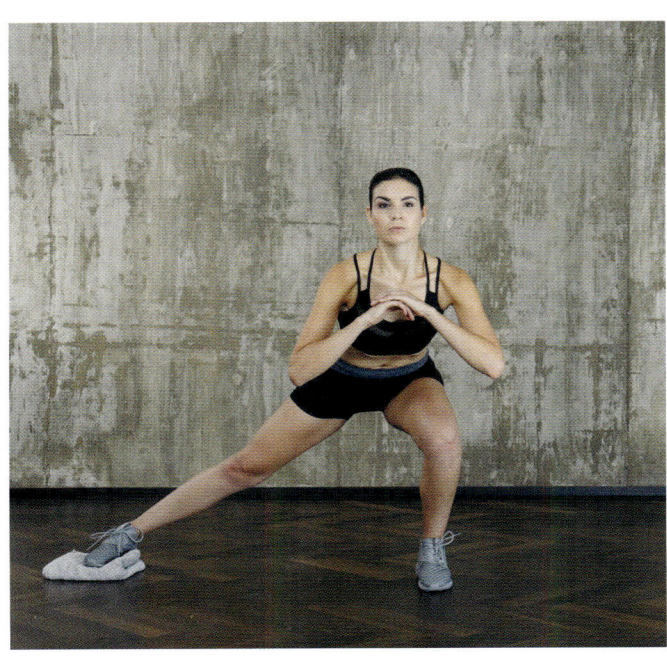

AUSFÜHRUNG

- Das Gewicht auf das linke Bein verlagern.
- Das linke Bein beugen und den Po weit nach hinten schieben.
- Gleichzeitig das rechte Bein gestreckt zur Seite schieben.
- Anschließend mit Druck auf das Handtuch das Bein wieder anziehen und das linke Bein strecken.
- Der Rücken bleibt während der Bewegung stets gerade.
- Nach 20 Wiederholungen die Beine wechseln.

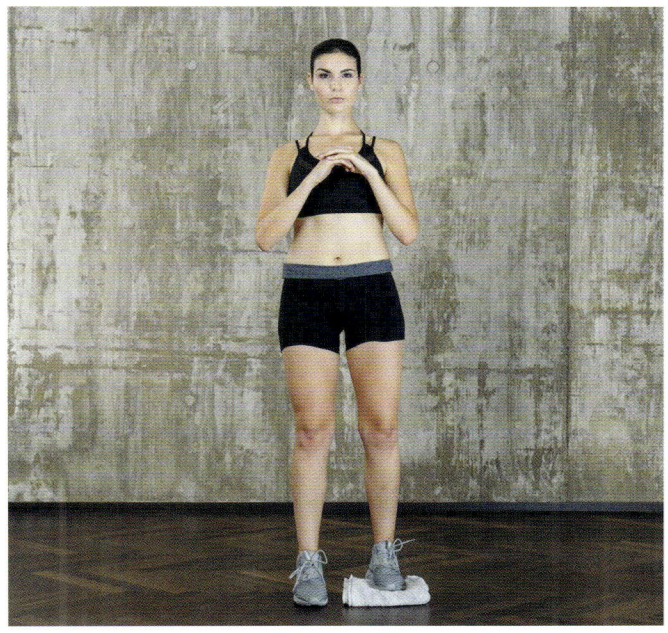

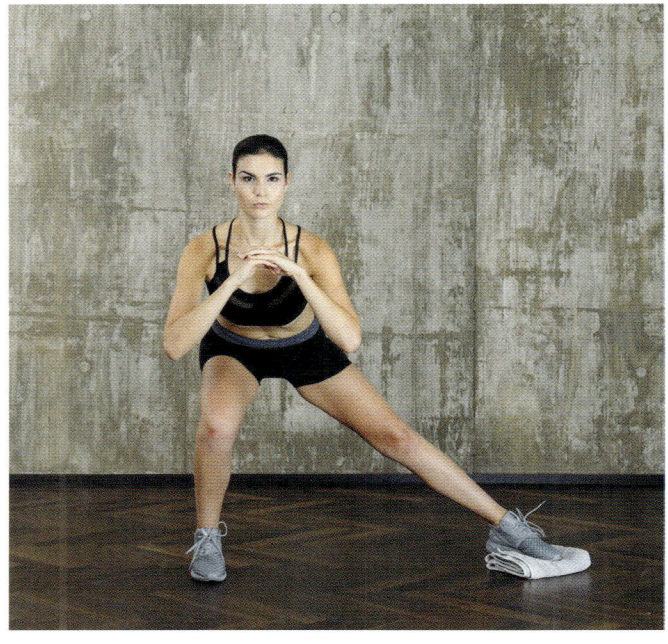

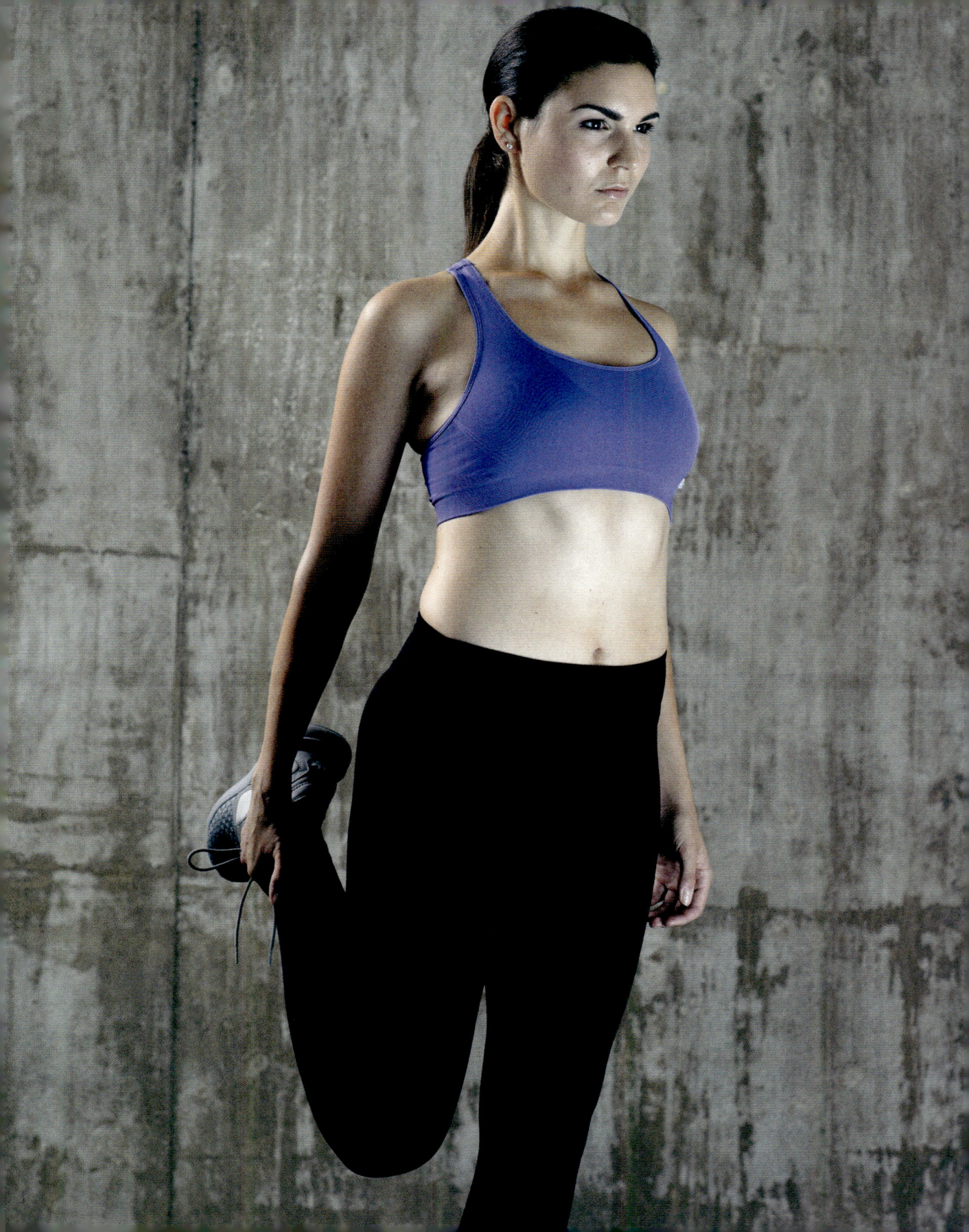

DEHNEN

FASZIEN-
TRAINING

DEHNEN DES HÜFTBEUGERS

Nach einem intensiven Beintraining und nach langem Sitzen braucht
die Hüftmuskulatur noch einmal einen Impuls, um wieder ihre
ursprüngliche Länge einzunehmen.

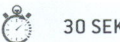 30 SEKUNDEN

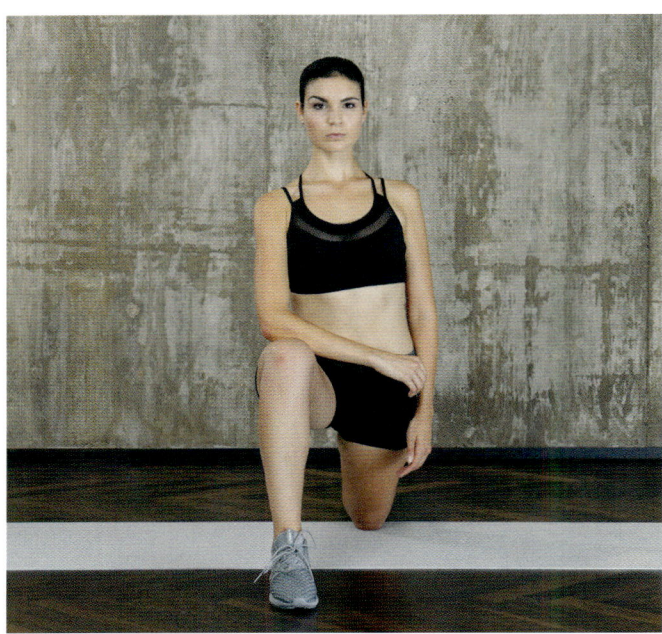

AUSGANGSPOSITION

- Aus dem Kniestand den rechten Fuß weit nach
  vorn setzen.
- Der rechte Oberschenkel ist parallel zum
  Boden, das Knie ist über dem Knöchel.
- Das linke Knie ist weiter weit hinter der Hüfte
  auf dem Boden.
- Der rechte Unterarm liegt auf dem rechten
  Oberschenkel, der Ellbogen zeigt nach außen.
- Der linke Arm hängt locker herab.
- Der Oberkörper ist gerade.

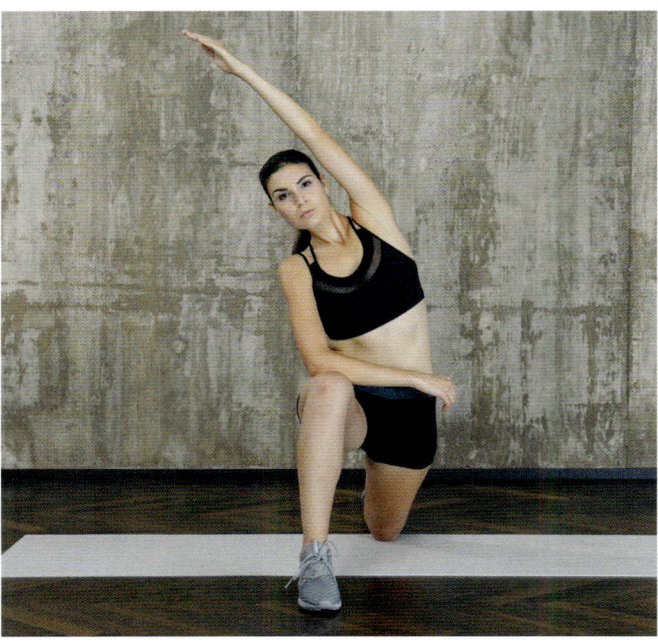

AUSFÜHRUNG

- Den linken Arm gestreckt über den Kopf führen
- Dabei den Oberkörper mit nach rechts bewegen, bis eine Dehnung in Leiste und Taille spürbar wird.
- Die Dehnung ca. 15 Sekunden halten.
- Anschließend die Seiten wechseln.

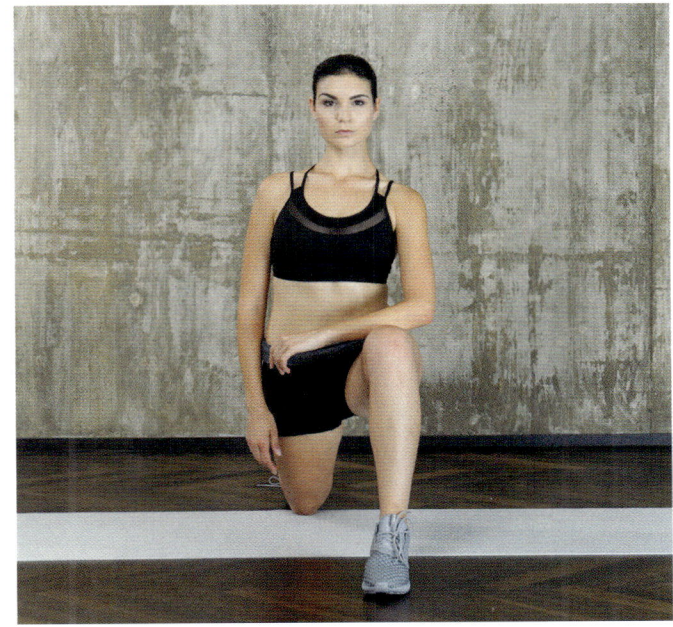

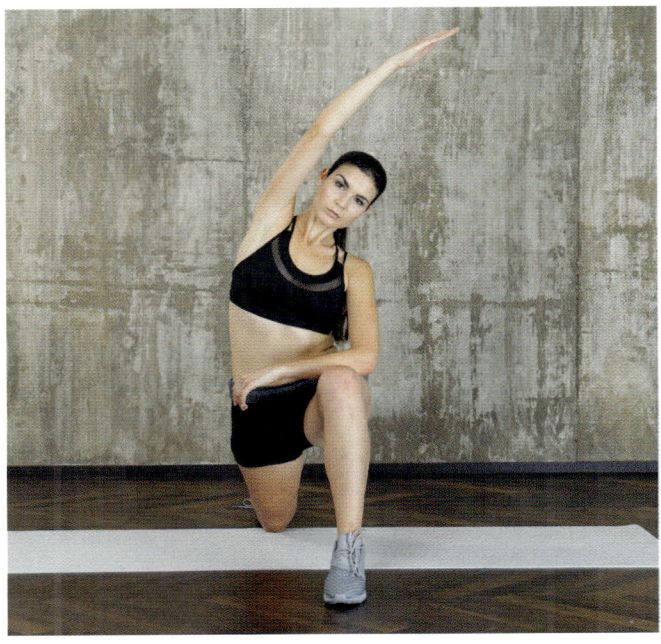

SCHULTERSTRETCH

Diese Übung dehnt die Muskeln im oberen Rücken. Anschließend wird die Armmuskulatur ausgerollt, damit das gesamte Gewebe nach dem Training optimal mit Nährstoffen versorgt werden kann.

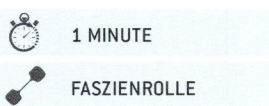

1 MINUTE

FASZIENROLLE

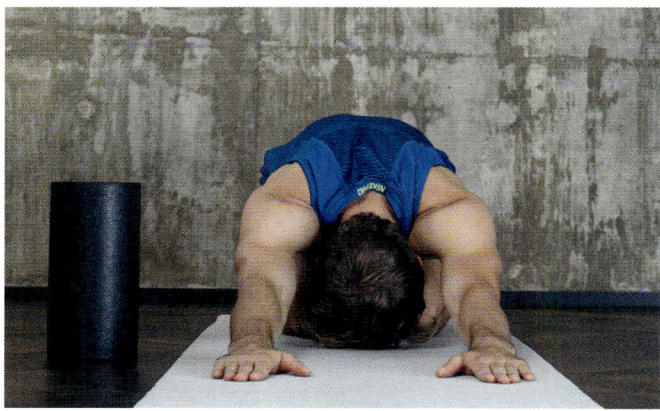

AUSGANGSPOSITION

- Aus dem Vierfüßlerstand den Po auf den Fersen ablegen.
- Die Arme sind weit nach vorn ausgestreckt.
- Die Hände liegen flach auf dem Boden.
- Der Kopf ist ebenfalls abgelegt, die Stirn berührt den Boden.
- Die Faszienrolle liegt griffbreit neben dem Körper.

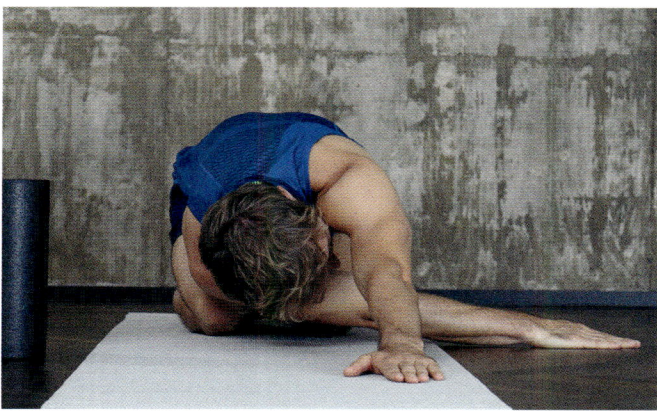

AUSFÜHRUNG

- Nun den Oberkörper etwas anheben und den rechten Arm unter der linken Schulter hindurchführen. Die Hand ablegen.
- Der Blick folgt der Hand.
- Die Position für ca. 10 Sekunden halten.
- Anschließend die Seiten wechseln.
- Nun die Rolle neben den Körper legen und den Bewegungsablauf mit dem Arm auf der Rolle wiederholen.
- Den Arm über die Rolle bewegen, sodass die Rolle sich dreht.
- Den Arm dabei nach innen und außen drehen.
- Anschließend die Seiten wechseln.

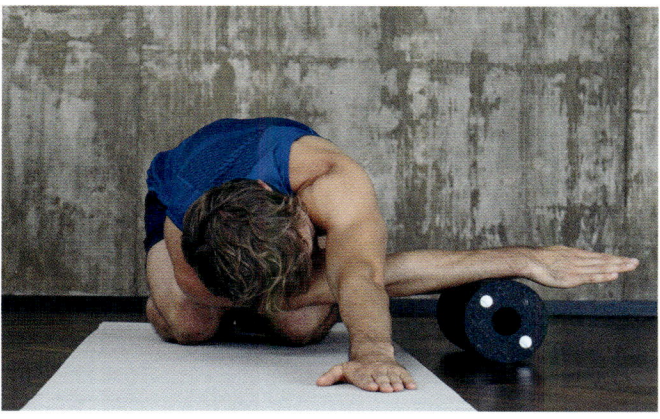

DEHNEN IM SCHNEIDERSITZ

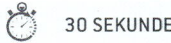 30 SEKUNDEN

Da eine verkürzte Hüftmuskulatur das Becken in seiner Statik negativ beeinflusst, ist es unbedingt nötig, nach jedem Training die Beinaußen- und Beininnenseiten zu dehnen.

AUSGANGSPOSITION

- Schneidersitz.
- Der Rücken ist gerade.
- Die Arme hängen locker an den Seiten herab.

AUSFÜHRUNG

- Einatmen.
- Dabei die Hände über dem Kopf zusammen-führen.
- Ausatmen.
- Dabei den Oberkörper absenken und die Hände vor dem Körper ablegen.
- Den Kopf locker hängen lassen.
- Die Position einige Atemzüge lang halten.
- Wieder aufrichten.
- Nun in einen Grätschsitz wechseln, also die Beine weit geöffnet ausstrecken.
- Erneut im Oberkörper vorbeugen und die Arme ablegen, bis eine Dehnung an den Innenseiten der Oberschenkel spürbar ist.
- Die Dehnung für ca. 10 Sekunden halten.

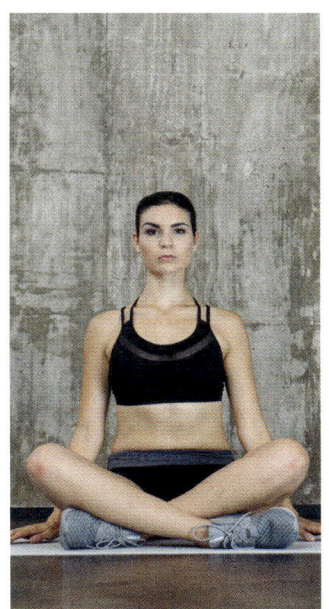
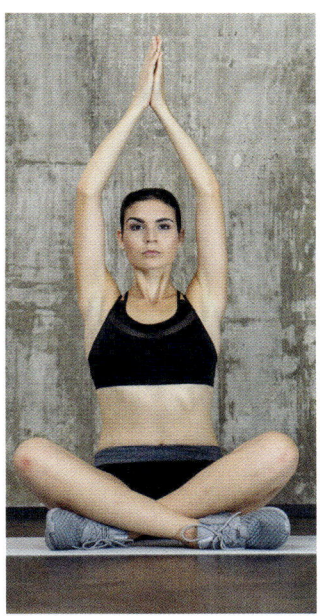
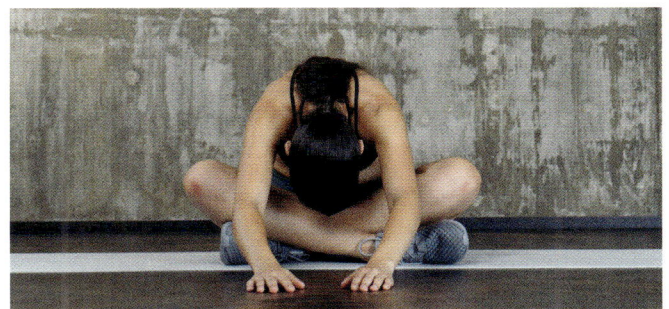
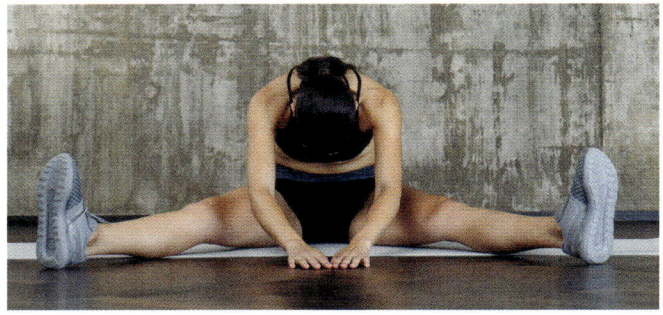

RÜCKENMOBILISIERUNG

Diese Übung entspannt die häufig empfindliche Lendenmuskulatur und hält zudem das Gewebe im unteren Rücken flexibel und geschmeidig.

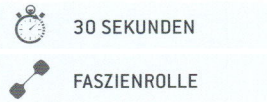

30 SEKUNDEN

FASZIENROLLE

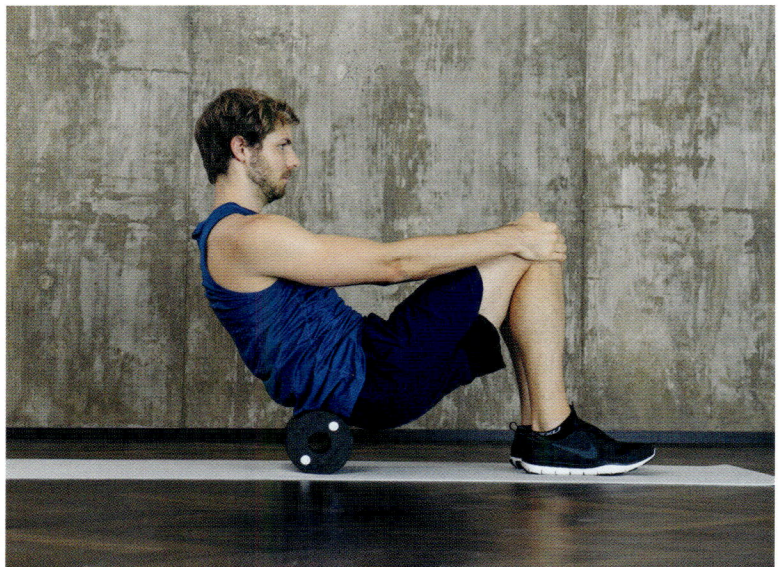

AUSGANGSPOSITION

- Aus der Rückenlage die Beine aufstellen und im Oberkörper etwas aufrichten.
- Die Rolle unter den unteren Rücken legen, am Übergang zum Po.
- Die Beine noch etwas weiter anwinkeln und die Knie mit den Händen umschließen.

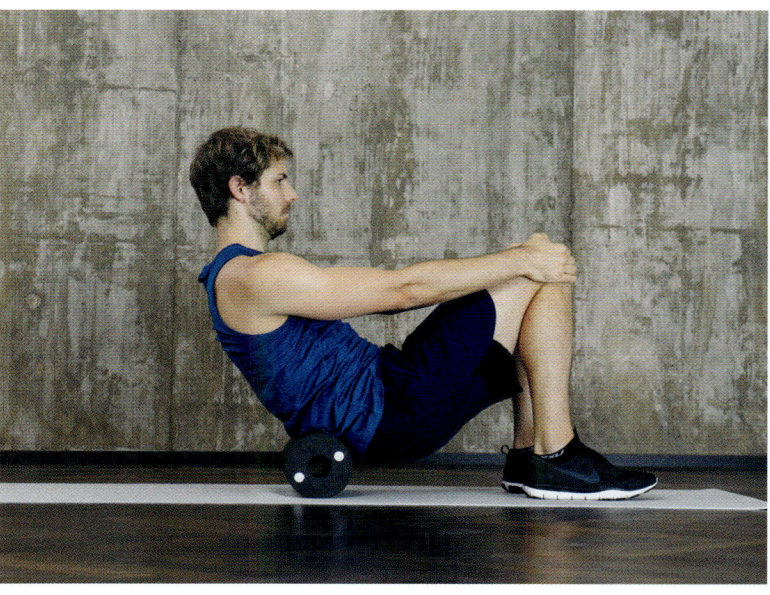

AUSFÜHRUNG

- Mit dem unteren Rücken über die Rolle bewegen.
- Ca. 15 Sekunden.
- Anschließend die Rolle unter die Schulterblätter legen.
- Den Po ablegen und mit dem Rücken auf die Rolle legen.
- Die Arme vor der Brust verschränken.
- Mit dem Rücken über die Rolle bewegen.
- Ca. 15 Sekunden.

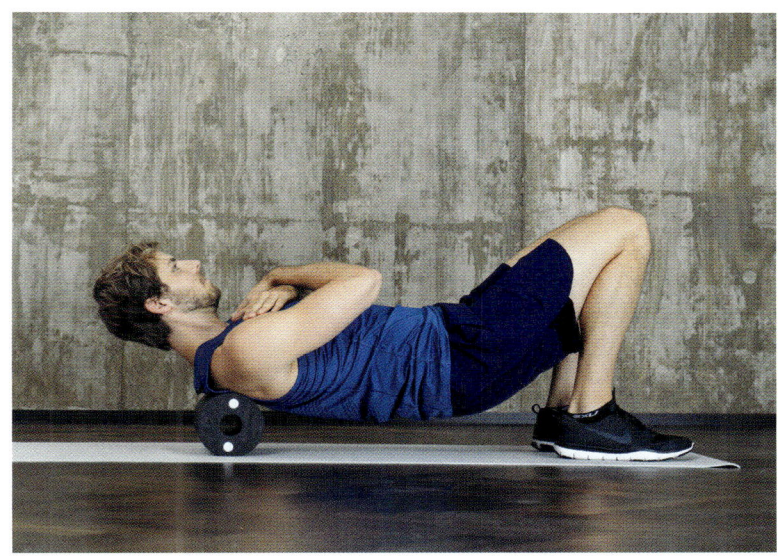

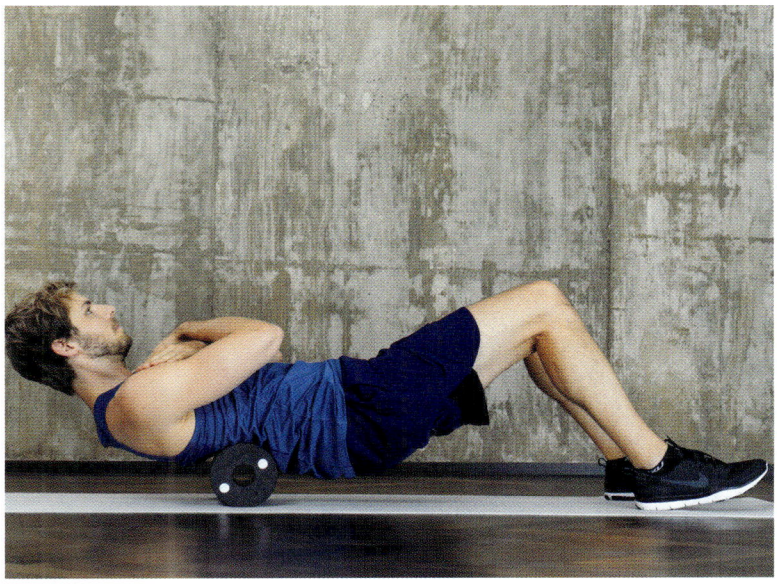